Sämtliche Figuren und Handlungen der einzelnen Erzählungen sind frei erfunden.

Zum Buch:

Der Trennungsschmerz der Schattenfrau Mari, die Manie herausragende Bilder zu fälschen, die rastlose Suche nach Anerkennung, Verlust der Worte, Kontrollwahn, Sehnsucht nach erlösender Liebe – die zentralen Figuren der einzelnen Geschichten stehen jeweils an einem markanten Punkt in ihrem Leben: es muss sich etwas verändern. Doch wie? Es sind diese inneren Qualen des Menschen, die dazu treiben, Taten zu setzen, dem Leben eine neue Richtung zu geben. Das ist es, was die Autorin beim Schreiben wie in einem Labor untersucht. Die Sammlung dieser Erzählungen basiert auf neun Theatermonologen der Autorin.

Inhalt

1 Ach Marilyn ...

Genug geheult Mari. Erinnere dich: du wolltest stark sein. Es machen wie die Affen. Die schauen sich bei der Paarung für genau 13 Sekunden in die Augen. Das war´s dann. Nein. Manche essen auch noch zusammen. Und aktuell entwickelt sich der Homo sapiens laut einer amerikanischen Studie ganz instinktiv wieder zurück zur Natur. So gesehen, hattest du eine Extra-Langzeitbeziehung. Drei Jahre! Und nach einer Langzeitbeziehung brauchst du eher Gründe zu bleiben, als Gründe dich zu trennen. Und *er* hat sich eben zuerst getrennt...

Schwamm drüber. Stark sein. Wozu zusammenbleiben, wenn es für einen von beiden nicht mehr passt? Das hast du schließlich schon mehr als einmal durchgemacht!

Ja, diesmal ist es anders ... Trotzdem: Haltung, Mari! Nimm dich zusammen! Mach es wie das Affenweibchen und sei froh, dass er weg ist.

A fine Romance, with no kisses, a fine romance, my friend, this is ...

Mist! Singen hilft dir auch nicht weiter, Mari!

Nein.

Ich bin noch nicht fertig mit Lieben! Ich bin noch nicht durch mit ihm... Ich hätte noch so viele Gründe zu bleiben.

…

Stell dir vor, er würde jetzt zur Tür hereinkommen, Mari... und hier sieht es so aus!

Aber er kommt nicht. Er wird nicht... Wozu also stark sein? – Für mich? Für mich muss ich nicht stark sein ... schon gar nicht, wenn ich allein bin.

Oder doch! Doch. Es kann nicht sein, dass man sich so abhängig macht! Ich... Ich bin schließlich kein kleines Kind mehr. Ich bin erfolgreich im Beruf. Ja, ich bin erfolgreich. Schließlich bin ich innerhalb von zwei Jahren von einer Sale-Assistant zur Shop-Managerin aufgestiegen!

Ich seh´ gut aus. Eigentlich.

Ja... Vielleicht bin ich nicht *das* Schönheitsideal aus Marilyns Film „Blondinen bevorzugt" … die Hüften sind zu breit und die Nase zu lang und meine Haare werden nach zwei Tagen strähnig... Aber sonst? Sonst könnte ich durchaus in „Wie angelt man sich einen Millionär?" mitspielen!

Warum rufst du nicht an?...

Du hast es versprochen. Verdammt, du hast es versprochen! Es ist bereits neun Uhr und 15 Minuten. Ich hab mich krankgemeldet. Wegen dir! Ich wollte… ich konnte heute nicht im Shop stehen… Nicht so: verheult, mit nasaler Stimme… Jetzt warte ich hier wie eine versetzte Göre... 15 Minuten tue ich schon nichts außer Warten! Du machst mich verrückt!... Nein, ich werde nicht weinen!

Du hast mich immer schon verrückt gemacht...
Ich bin verrückt nach dir!

Nach deinem Blick... nach deinem Duft... nach dem Gefühl auf meiner Hand, wenn ich deine behaarten Arme streichle... nach deiner Haut, die sich an meiner wärmt... nach… ach...

Ach komm, Mari... nicht so... nicht so Häufchen-Elend-like... das ist nicht sexy... damit verscheucht man die Männer nur... das macht ihnen Angst... dir auch... klar. Ja.

Ich bin verrückt nach... nach... nach der Atemnot, die du mir verursachst, wenn du auf mir liegst... nach der offenen Klobrille, wenn du aus dem Bad kommst und ich deine Anwesenheit so klar vor mir habe, obwohl du schon längst wieder in deinem eleganten Büro sitzt und Aktienkurse studierst... nach deiner Teetasse, die du nie ganz austrinkst und in der mindestens zwei Zentimeter dicker Zuckersatz als Erinnerung an dich zurückbleibt..., den ich dann auslöffle und währenddessen ich mir einbilde, dich zu küssen... nach der Leere, die du hinterlässt, wenn du gehst und ich weiß, dass du wiederkommst. Du kommst doch wieder? Sag, dass du wiederkommst! Sag, dass du... dass es nicht wahr ist, dass du nicht...

Verdammt!

Ruf mich an... Sprich mit mir! Schenk mir wenigstens noch den Klang deiner tiefen in mein Ohr dingenden Stimme... Komm schon... Ich glaub nicht, dass du mir nur ein leeres Versprechen vor die Füße geworfen hast... du nicht. Nein, du nicht. Du liebst mich doch... ich weiß, dass du mich liebst... auch wenn du...

Na endlich! Das ersehnte Telefonklingeln.

Ja! Schatz?... Hallo?... Ähm... Entschuldigung... Wer?... Ob ich mit Ihrem Lieferdienst zufrieden bin?... Hören Sie, das ist jetzt ein ganz schlechter Zeitpunkt, ich habe wirklich keine Zeit. Ich erwarte einen wichtigen Anruf. Kontaktieren Sie mich meinetwegen morgen noch einmal, ja?... Wann?... Egal! Nur jetzt nicht...

Hoffentlich ist nichts passiert! Nein, es muss etwas passiert sein! Bei jeder unserer Verabredungen warst du überpünktlich. Immer warst du vor mir da... Nie konnte ich dich warnen, so viel Zucker in deinen Tee...
Ah! Eine Nachricht!
„Ihr Meinungsforschungsinstitut braucht Sie. Wofür würden Sie sich entscheiden, wenn Sie in unsere Zielgruppe "weiblich, Akademikerin, alleinstehend ohne Kind" fallen: Urlaub auf dem Mars oder auf Balkonien?"
Nun ja: Die Zielgruppe passt. Leider. Der Mars wäre wohl die bessere Option. Balkonien geht nicht. Habe ich nicht. Also einen Balkon habe ich nicht. Und außerdem...
Es ist so deprimierend!

Warum rufst du nicht an? Zum Teufel noch einmal! Nein. Nein. Entschuldigung! Bitte. Bitte. Bitte, ruf an. Oder hast du mich schon vergessen? Aus den Augen aus dem Sinn? Schon nach einem Tag? Nein. Nach... 22 Stunden und 34 Minuten?
Nein, Mari. Nein! Nicht negativ denken. Negative Gedanken...

Schatz! Endlich!

Ach so... Tonia...

Du...

Du ich habe jetzt gar keine Zeit. Ich...

Ich erwarte einen wichtigen Anruf!...

Nein. Ich habe dir doch schon gesagt, dass ich nicht auf die Party komme...

Nein. Es ist wirklich lieb von dir...

Nein ich kann wirklich nicht. Deine Gäste würden alle schreiend davonlaufen, wenn sie mich sehen würden. Ich sehe aus wie ein Zombie. Fahle Haut, blutunterlaufene Augen, geschwollenes Gesicht...

Sei mir bitte nicht böse. Ich leg jetzt auf. Tschüss.

Kein Anruf in der Zwischenzeit.

Er hat mich einfach vergessen.

Du hast... Du bist... ein Lügner... ein Betrüger... Du hast mir Liebe vorgegaukelt... dabei wolltest du einfach nur unkomplizierten Sex... was Neues... Frisches... so nach dem klassischen Motto „naiv, dumm aber sexy"… siehst du mich so?… und jetzt, da sich fast schon etwas wie Vertrautheit eingestellt hat und du weißt, dass ich dem Motto nicht gerecht werde, denn ich bin keinesfalls dumm… naiv offenbar schon… und sexy? Klar, wenn eine Frau glücklich und verliebt ist, dann ist sie sexy, sehr sogar!... Du wolltest es einfach nur unkompliziert. *Das* ist es... *Das* ist es also… Aber nicht mit mir!

Elli! Hallo! Wie geht es dir?...
Dein kleines Engelchen zahnt? Oh ...
Ich? Ach, weißt du... ganz ehrlich?
Es geht mir sehr bescheiden...
Henry...
Das klassische Schicksal der Zweitfrau. Warten, bis er sich meldet. Und wenn du so wartest wird die Zeit ziemlich lang und dann...
Du musst?...
Klar. Schreiendes Baby geht vor. Ich verstehe...
Tschüss. Ja, ich melde mich wieder.

Kein Anruf in der Zwischenzeit.
Himmelherrgott... Nein. Nicht verzweifeln. Kopf hoch, Mari, sonst wächst das Doppelkinn doppelt so schnell. Und außerdem: vielleicht ruft er an, während ich...
Ich rufe Karin an. Die hat immer Zeit. Ich ruf sie an und wenn er dann in der Zwischenzeit anruft, dann merkt er

wenigstens, dass ich nicht nur auf seinen Anruf warte und sonst nichts zu tun habe! Denn genau das denkt er.

Karin. Da ist ihre Nummer.

Besetzt.

Na klar. Einmal brauch ich sie und da telefoniert sie mit jemand andrem!

Sei nicht so dünnhäutig, Mari. Probier es einfach noch einmal! Vielleicht hat sie ja nur einen Zahnarzttermin bestätigt.

Kein Freizeichen. Mist! Verdammter!

Einen Versuch starte ich noch.

Nichts. Scheiß Technik! Von wegen: Kommunizieren wann und wo und mit wem du willst! Zerspring doch in deine verdammten Einzelteile! Wer braucht dich schon, wenn du nicht einmal fähig bist, mich mit meiner Freundin zu verbinden!

Nein! Oh, nein!

Was bist du für eine blöde Kuh, Mari.

Jetzt hast du deine einzige Verbindung zu ihm zerstört!

Mist. Mist. Mist.

Was mach ich jetzt?

Mein altes Telefon! Wo ist mein altes Telefon?

Irgendwo muss es sein. In der Kommode vielleicht. Genau. Da ist es ja.

Die Simkarte. Ich muss nur die Simkarte tauschen. Das ist ja kein Mirakel.

Verdammt, Mari, reiß dich zusammen.

Atmen. Atmen. Atmen.

So.

Simkarte getauscht. Telefon einschalten.

Passwort.

Passwort OK.

Pin.

Pin?

Irgendwo auf der Verpackung. Da.

Pin OK.

Strom. Der Akku ist natürlich leer. Da ist ja das Kabel. Ein paar Minuten noch, dann sollte es funktionieren.

Alles OK.

Oh, mein Gott!

Schatz!...

Du bist es wirklich!...

Nein, kein Problem! Gott sei Dank habe ich das Telefon gehört. Wo bist du?...

Zuhause? Natürlich zuhause. Um diese Zeit. Bist du alleine?...

Ja. Ja, natürlich bist du alleine. Sonst könntest du ja nicht...

Ich? Nein, ich bin gerade auf dem Weg...

Ich bin eingeladen...

Tonia hat Geburtstag...

Ach so, stimmt, du kennst Tonia nicht. Tonia ist eine meiner besten Freundinnen und es sind alle so froh, dass ich jetzt wieder mehr Zeit habe...

Naja, wie das eben ist: wenn man verliebt ist, dann will man…

Nein, ich wollte einfach lieber mit dir zusammen sein und so kam es, dass ich meine Freundinnen ein bisschen vernachlässigt habe...

Du hast nicht?...

Ja, dann hast du da wohl etwas richtig gemacht. Meine Freundinnen sind ein wenig... beleidigt. Und so ist das heute eine gute Gelegenheit mich wieder mehr einzubringen, zu zeigen, dass sie mir wichtig sind...

Ach, weißt du Schatz, ich freu mich so sie alle wiederzusehen. Ich war beim Friseur. Ich habe mir neue Schuhe gekauft! Du ahnst gar nicht, wie sehr sie mir doch gefehlt haben. Das merke ich erst jetzt…

Tatsächlich? Und Tonia...

Sie hat fast dasselbe erlebt wie ich...

Sie war auch mit einem Mann zusammen, der... du weißt schon... Ach, es fällt mir nicht leicht es auszusprechen... egal... jedenfalls ist sie jetzt auch wieder solo und...

Ja. Ja ... ich hätte nicht mit Fremden darüber reden sollen...

Ja, aber weißt du, es war wie ein Befreiungsschlag. Ich musste einfach... Und sie hat mich so gut verstanden und ich habe geredet und geredet und...

Seltsam? Ich? ICH bin seltsam? Wie meinst du das?...

Aufgedreht? Ich bin doch nicht aufgedreht. Ich freu mich nur so!...

Natürlich freue ich mich nicht so sehr auf die Party sondern vielmehr darüber, dass *du* anrufst…

Ach, Schatz! Deine Stimme in meinem Ohr! Als ob du direkt hier neben mir wärst und mich im Arm halten würdest. So schön...

Nein. Ich weiß...

Ja, ich weiß. Nein...

Natürlich ist mir das klar. Wir haben das besprochen. Klar...

Nein! Es geht mir gut...

Es geht mir wirklich sehr, sehr gut. Kein Problem, Schatz...

Meine Stimme?...

Meine Stimme klingt belegt? Ja, das kommt vom... vom Feiern...

Ja, wir haben schon ein bisschen „vorgeglüht", weißt du. Anja war gerade bei mir und da haben wir wie in alten Zeiten fetzige Musik ganz laut gedreht, ein paar Martinis genossen und mit der Musik mitgesungen... und jetzt bin ich ein wenig heiser. Verzeih...

Wie, du glaubst mir nicht...

Aber Schatz. Wir haben ja alles besprochen: kein Drama. Keine Tränen...

Wir müssen beide stark sein...

Du bist traurig?...

Ich?...

Ich hab dir versprochen stark zu sein. Und was ich verspreche, das halte ich!...

Du kennst mich!...

Nein, warum sollte ich dich anlügen?...

Du bist gegangen. Ich bin geblieben. Du bist traurig, ich bin stark – das ist unsere aktuelle Lage...

"When love goes wrong, nothing goes right, this one thing I know..." sang einst schon Marilyn Monroe. Du kennst das Lied?

...

Aber Liebling, natürlich bin ich auch ein bisschen...
Trotzdem werde ich jetzt die Party in vollen Zügen genießen. Wir hatten eine schöne Zeit. Die kann uns niemand nehmen. Die Erinnerungen daran auch nicht...
Ja, es war eine sehr, sehr schöne Zeit...
Ich auch nicht. Es wäre schade gewesen, wenn wir uns nicht getroffen hätten. Oder wenn wir uns nicht getraut hätten. Was meinst du?...
Eben. Wir hatten eine traumhafte Zeit miteinander. Aber alles was schön ist, geht auch einmal zu Ende. Und das Ende war eben… gestern...
Sei nicht traurig, Schatz. Wir wussten doch, dass es nicht für immer sein wird. Nur eine Affäre...
Aber sicher war es nur eine Affäre! Was denn sonst?...
Liebe? War es Liebe bei dir?...
Ja? Oh, ist das schön, dass du das sagst, Liebling!...
Bei mir?...
Ob es bei mir Liebe war? Ach weißt du...
Aber ja, du Dummkopf! Natürlich war es bei mir auch Liebe. Nie hätten wir *das* miteinander haben können, ohne Liebe. Und ich liebe dich noch immer!
"I wanna be loved by you, nobody else but you, I wanna be loved by you, alone ..." Auch von Marilyn gesungen.

Obwohl sie so schön und klug und erfolgreich war, hatte sie offensichtlich eine Ahnung von den Unwägbarkeiten der Liebe, wie? …

Nein. Natürlich weiß ich, dass es nicht mehr geht. Haben wir mehrmals durchgekaut...

Nein, ich weine nicht. Wie kommst du denn darauf? Warum sollte ich denn weinen? Etwa, weil du zu deiner Frau zurückgegangen bist?...

Das ist doch kein Grund zum Heulen. Nein, nein, nein. Wegen einer solchen Lappalie ruiniere ich mir doch nicht meinen Teint, riskiere Falten der Bitterkeit um die Mundwinkel. Nein, nein. Keine Sorge! Es geht mir gut! Bestens!...

Ich lüg dich doch nicht an!...

Ich sagte dir doch, man erwartet mich auf einer Party. Es wird lustig! Und ja, es gibt dort auch Männer. Alleinstehende Männer. Und ich werde mich nicht zurückhalten, wenn mir einer gefallen sollte....

Oh... Bist du jetzt etwa eifersüchtig, mein Schatz?...

Oh, doch! Du bist eifersüchtig! Du bist sogar sehr eifersüchtig! Wie süß! Die ganzen 36 Monate, zwei Wochen und vier Tage warst du nie eifersüchtig... und kaum haben wir uns getrennt – tada! – der Herr ist eifersüchtig, obwohl er gar nicht eifersüchtig sein darf, weil er sich ja einer anderen

Frau zugewandt hat, mich verlassen hat, einfach so hat sitzenlassen!...

Nein, kein Drama. Versprochen ist versprochen...

Natürlich musstest du dein Versprechen halten – wenn Kind dann keine Trennung von deiner Frau. Frau bekommt Kind – ich nicht – also musst du zu deiner Verantwortung...

Scheiß Verantwortung... Wo ist deine Verantwortung mir gegenüber… den Liebesschwüren, die du mir ins Ohr und sonst wohin geflüstert hast? Gibt es keine Verantwortung der Wahrheit gegenüber? Nein?...

Dass ich nicht lache!...

Aber ja, du hast Recht. Niemals hätte ich einen völlig verantwortungslosen Mann lieben können. So gesehen bin ich selbst schuld, dass ich mich ausgerechnet in dich verliebt habe... meintest du das so?...

Was hättest du getan, wenn ich auch schwanger geworden wäre?...

Nein, ich hätte nicht...

Es gibt Frauen, die wissen es zu verhindern, sich zu vervielfältigen, andere nicht. Ich gehöre zur ersten Kategorie...

Du hast nie gesagt, dass du gerne ein Kind von mir hättest haben wollen!...

Wolltest du auch nicht? Dachte ich mir. Ich kenne nur Männer, die man mehr oder weniger vor vollendete Tatsachen stellen muss, wenn man gerne eine Familie haben möchte. Männer entscheiden sich nicht für Kinder. Nicht vorauseilend. Oder immer nur mit dem Zusatz: Ja, irgendwann ... nicht jetzt. Und irgendwann ist eigentlich nie. Männer lassen Kinder passieren...

Ja, das glaube ich. Du hast dich auch so aus der Affäre gerettet und eben gesagt: Gut. Wenn es denn passieren sollte, dass meine Frau schwanger wird, dann stehe ich zu meiner Verantwortung als Erzeuger. Und jetzt hab ich den Salat...

Nein, entschuldige. Das war nicht so gemeint. Keine Vorwürfe...

Eigentlich dachte ich ja – oder hast du das sogar einmal gesagt – ja, ich glaube, du hast es sogar in diesen Worten gesagt, dass ihr gar kein eheliches Verhältnis mehr zueinander hattet. Aber die Realität belehrt mich nun eben eines Anderen. Und da bin ich – so hört man vielerorts – nicht die Erste und werde wohl auch nicht die Letzte sein, die auf diesen erbärmlichen Trick hereinfällt. Einfach, weil es so schön ist, daran zu glauben. Weil man nichts anderes hören will...

Ach Gottchen. Ich zweifle doch nicht deine Vaterschaft an. Oder zweifelst du selbst?...

Gar nichts will ich unterstellen. Wie käme ich auch dazu. Ich kenne deine Frau ja gar nicht. Und ich habe auch gar nicht das Bedürfnis...

Ich wollte nie Kinder und wahrscheinlich werde ich auch nie welche haben wollen. Nichts ist für eine Frau schlimmer als Kinder zu bekommen...

Es tut dem Körper nicht gut. Es tut der Beziehung nicht gut. Es tut der Karriere nicht gut. Du bist im Alter arm und trotzdem einsam...

Bitter? Ich klinge bitter? Na ja, weißt du...

Wahrscheinlich bin ich einfach neidisch auf die Frau. Weniger wegen des Kindes – mehr wegen dir. Sie hat dich jetzt an ihrer Seite, und ich...

Vielleicht bin ich doch nicht so stark wie ich es vor hatte zu sein, Schatz. Es wäre toll, wenn wir gemeinsam zu dieser Party gehen könnten oder noch besser: wir könnten es uns hier gemütlich machen, eine Flasche Wein aufmachen...

Nein. Es geht nicht. Entschuldige. Es war nur so ein kurzer Gedanke, weißt du...

Hallo?

Schatz?

Hallo?

Weg.

Das gibt es doch nicht! Der Empfang ist ok. Akku? Blödsinn, wir hängen ohnehin an der Steckdose.

Rückruf.

Mailbox...

Wahrscheinlich ruft er mich auch gerade an und kommt auch nur auf die Mailbox.

Wieso läutest du nicht, du unsägliches Teil?

Oh. Vier neue Nachrichten.

„*Karin: Bin übers Wochenende in Rom. Wir telefonieren danach.*“

„*Mama: Schätzchen, komm doch wieder einmal zu Kaffee und Kuchen.*“

Sicher nicht so bald Mama, ich könnte dir keine Silbe über unsere Trennung erzählen, ohne eine Sturzflut an Tränen zu riskieren und dich damit unter einer Lawine von Sorgen zu begraben.

„*Tonia: Das beste Mittel gegen Liebeskummer ist guter Sex. Schau mal unter diesem Link, da findest du Top-Angebote!*“

Die hat Nerven. Ich komm nicht einmal aus meinem Schlabberschlafanzug, geschweige denn, dass ich an Sex mit unbekannten Männern denken mag.

Warum ruft er denn nicht an? Ich versuche es noch einmal. Auch wenn wir eigentlich vereinbart hatten, dass ich ihn nicht anrufe. Nie! Man weiß ja nicht, wer gerade in der Nähe ist. Meine Nummer hat er nicht einmal mit einem Namen und Profilbild gekennzeichnet. Sicher ist sicher, hat er gemeint. Das hat mich schon ein bisschen gekränkt. Aber...

Schatz! Du warst plötzlich weg...
In einem Tunnel? Du hast zuhause einen Tunnel?...
Das war kein Vorwurf. Nur eine... erstaunte Frage. Wer hat schon einen Tunnel im Wohnzimmer...
Nicht im Wohnzimmer? Klar...
Du musst mir keine Rechenschaft ablegen, nein. Es ist egal! Es ist egal. Ich...
Ich hätte einfach nur gerne gewusst wo du bist. Um mir besser vorstellen zu können, wie du beim Telefonieren aussiehst. Ob du an deinem Schreibtisch sitzt, eine Zeitung vor dir oder im Sofa lümmelst oder in der Badewanne liegst...
Was ich anhabe? Was meinst du?...
Genau! Das kleine Schwarze und die Silberkette mit dem großen Anhänger, den du mir geschenkt hast...
Ja, auch Lippenstift...

Die Haare hab ich hochgesteckt. So wie du es so gerne an mir magst...
Ich hab mir einfach gewünscht, du könntest mich so sehen.
Du würdest mir auf der Straße zufällig begegnen und dann würdest du auf der Stelle deine Entscheidung rückgängig machen und wir beide würden...
Egal. Ich bin so müde. Viel zu müde für eine Party. Ich werde doch nicht hingehen. Ich, ich werde mich allein in mein großes Bett legen, werde mich in meine Decke hüllen und mir einbilden, dass es deine Arme sind, die mich halten, fest und doch zärtlich umfangen. Und dann werde ich einschlafen. Und träumen, von dir träumen...
Ich leg jetzt auf.
Es ist so aussichtslos.
Ich mach mir jetzt hier einen feinen Cocktail. Nicht zuviel Wasser. Dafür einen ganzen Blister von den weißen, dann die roten Kügelchen, die blauen lassen wir weg, das müsste schon reichen. Einmal umrühren und hopp und ex.

Ach Marilyn. So war´s bei dir auch, stimmt´s? Wir sehen uns. Wir sehen uns bald. Wo auch immer.
„It was a fine Romance, with no kisses...“

Verdammt, ich will nicht mehr traurig sein.

Das muss aufhören!

Wo ist denn das Telefon? Da ist es ja und wartet brav darauf, jämmerliche Worte von einem Ohr zum anderen zu schicken.

Schatz! Schatz. Ich, ich konnte in dem Moment nicht anders. Verzeih. Verzeih. Verzeih bitte! Ich würde so gerne...

Ich konnte die vergangene Nacht kaum schlafen. Es ging mir so viel im Kopf herum. Was wir alles nicht unternommen haben, was wir noch vorhatten. Paris. Rom. Vietnam... Keine Heimlichkeiten. Keine Angst, dass irgendjemand, der dich kennt um die Ecke kommt. Keine Freundin deiner Frau, die uns womöglich aus einem Schaufenster heraus entdecken könnte. Kein indiskreter Kellner, der etwas ausplaudern könnte, wenn du einmal mit mir – und ein anderes Mal mit deiner Frau zum Essen kommst... eine Reise lang einfach nur ein verliebtes Paar sein.

Wir haben keine einzige gemeinsame Reise gemacht. Nur in der Phantasie. Schöne Träume waren das, ja. Die du jetzt mit einer anderen Frau verwirklichst. Deiner Frau...

Weißt du was wirklich schlimm ist? An unserer Trennung? Nicht, dass du jetzt nicht da bist. Sondern, dass du auch morgen nicht kommst, übermorgen, nächste Woche. Keine Pläne. Keine Zukunft...

Ja, natürlich. Zuerst das Baby. Das braucht Zeit…

Mein Gott, ihr werdet ein Baby haben! Damit ist man für immer verbunden...

Nein. Nein. Ich hätte keines haben wollen. Du hast Recht. Du hättest auch keines haben wollen!...

Nein. Sag das nicht! Schatz. Wir haben uns geschworen, es nicht aufzuwärmen. Nichts auf später zu verschieben...

Nein. Keinen Neuanfang. Ein Weitermachen ja. Aber kein Reset...

Meine Stimme? Was soll mit meiner Stimme sein? Ich sagte doch schon, dass wir...

Ich bin so müde...

Am Nachmittag, ich hab mich ein wenig hingelegt. Weil ich ja in der Nacht nicht...

Ich hab mir gedacht, ich nehme eine Tablette, damit ich schlafen kann. Oder mehrere, damit ich noch besser schlafen kann und dann was wäre, wenn ich alle nehmen würde...

Nein, wer wird denn gleich an Selbstmord denken. Ich wollte einfach schlafen. Endlich schlafen. Nicht mehr denken. Alles auslöschen. Im Dunkeln nicht mehr dein Gesicht sehen, deine Hände, deinen Geruch in der Nase haben... Nur mehr schlafen. Nicht mehr fühlen. Nur mehr schlafen...

...

Schatz! Ah. Du bist ja noch da. So ein Glück...

Ich war weg? Aber nein! Ich bin doch da. Es war nur ganz kurz so ein Gefühl...

Ich bin so müde, weißt du. Jetzt, da ich mit dir spreche, deine Stimme in meinem Ohr bis in mein Herz höre, kann ich mich entspannen. Ich könnte jetzt schlafen und nie mehr aufwachen, so entspannt bin ich...

Hast du schon einmal einen Tag und eine Nacht und noch fast einen ganzen Tag nicht geschlafen? Früher haben sie die Menschen mit Schlafentzug gefoltert. Das soll Wunder gewirkt haben...

So muss es sein, wenn man stirbt. Man hört alles. Man versteht alles. Aber man kann sich nicht mehr verständlich machen. Aber das macht ja nichts, solange man keine Schmerzen hat. Keine körperlichen. Keine Seelischen. Dann ist alles gut. Oder? Dann ist doch alles gut? Und noch etwas Schönes gibt es dabei: Man muss nicht alt werden...

Man bleibt für immer jung und schön ...

Zumindest in der Erinnerung der Anderen ...

In deiner Erinnerung...

Erzähl mir etwas...

Das ist schön.

...

Schön.

...

...

...

Wie?...

Natürlich höre ich dir zu. Ich genieße. Ich halte dich. Fast halte ich dich in meinen Armen. Schade, dass ein Telefon so klein ist. Ich nehme das Kissen. Es riecht noch nach dir...

Nein, leg nicht auf. Bleib bei mir. Bitte. Ich...

Ich spreche auch nicht mehr von meiner Sehnsucht. Ich halte mich an unsere Verabredung: Keine Tränen. Kein Drama. Kein gar nichts! Aber bitte sprich mit mir! Sprich mit mir...

Ehrlich? Ich soll ehrlich sein?...

Nein, das willst du nicht hören...

Ich kann dir sagen, dass ich *nicht* das kleine Schwarze anhabe. Das war geflunkert...

Lippenstift auch nicht, nein...

Die Haare? Ach weißt du, die würdest du mögen... ein wenig zerzaust, wie frisch aus dem noch nach Leidenschaft duftendem Bett gestiegen...

Schatz?...

Ganz ehrlich?...

Ich liebe dich!...

Ich will nicht ohne dich leben...

Ich *kann* nicht ohne dich leben...

Ich liebe dich mehr, viel mehr als mein Leben. Ich liebe dich. Nur dich. Liebe ich. Auch wenn...

„It was a fine Romance, with no kisses, a fine Romance..."

Das Telefon, es ist mir aus der Hand gerutscht. Ich muss besser aufpassen.

Nein, ich will das nicht. Aber… Es kommt einfach so über mich. Zuerst die Hitze im Oberbauch. Vermehrte Speichelproduktion. Ein Kribbeln in der Speiseröhre. Ein Klopfen am Zäpfchen. Ich kann mich nicht dagegen wehren. Es ist stärker als ich. Meine Übelkeit übernimmt die Herrschaft über mein Tun. Oh, nein!...

Ich hasse es, mich zu übergeben…

War das nun ein Zeichen? Ein Zeichen loszulassen? Eine unerfüllbare Liebe abzustoßen wie die Krätze von einer sich schließenden Wunde? Damit neue Haut darunter wachsen kann.

So geht das nicht, nein. Es tut weh, so weh, wenn eine tiefe Liebe untergeht, stirbt. Aber, was habe ich mir geschworen? Ich habe mir geschworen, dass ich stark sein werde. Und jetzt gilt es diesen Schwur einzulösen.

Ja, ich werde den Tod unserer Liebe überleben. Aber das Einzige, das mich über diesen tiefen Schmerz tragen kann ist die Musik. Musik heilt alle Wunden.

"If you listen you can hear it call...
There is a river called the river of no return
Sometimes it's peaceful and sometimes wild and free!
Love is a traveler on the river of no return
Swept on forever to be lost in the stormy sea."

Oder nein, Marilyn. Nein, Mari. Dieser Song ist viel zu traurig, ich will doch ein neues Leben beginnen. Was passt da besser als ein:

"Happy Birthday to you, happy Birthday to me! Happy Birthday, liebe Mari, happy Birthday to me..."

Ja. So geht das. Auf dass es ein schönes neues Leben wird!

***

2 Aida S.

Oh nein, was ist denn da passiert? Mit so einem Fleck am Mantel kann ich dem schönen Theo nicht unter die Augen treten.
Nicht heute!
Nein. Das macht keinen guten Eindruck.

Keine Chance, scheint ein Fettfleck zu sein. Und wenn ich noch so reibe und rubble, die nasse Stelle trocknet nicht innerhalb einer halben Stunde. So ein Mist.

Der Blazer!
Dann nehme ich eben den Blazer…
Der schaut auch nicht gerade seriös aus! Klamottenpflege war noch nie meine Stärke.
Was mache ich jetzt? Ganz ohne? Kalt ist es ja nicht… Das sollte ich eigentlich ausnützen. Also drei Knöpfe der Bluse können ruhig offenbleiben. Schließlich hab ich ein schönes Dekoltée – noch. Außerdem kommt meine Kette so auch besser zur Geltung. „Sie lenkt das Auge des Gegenübers in die richtige Richtung", meinte der Juwelier, als ich sie mir zum Geburtstag ausgesucht habe.

Schöne Dinge sind mein Ding, so ist das und so wird das auch immer bleiben. Ja, ich bin eine schöne Frau. Warum sollte ich mir das nicht zunutze machen? Eben! Ein Spiegelbild dient dabei bestens zum Üben:

Ach Theo! Kannst du jemandem wie mir wirklich böse sein?... Lass doch bitte Milde walten... ich schöre es dir, ich hab es nicht böswillig gemacht... ich wollte weder dir persönlich noch dem Museum schaden... ganz im Gegenteil... Das weißt du doch hoffentlich?

Und er wird mit strengem Blick sagen: *„Natürlich, meine Liebe, aber ich kann solche Unregelmäßigkeiten nicht dulden!“*

Und ich dann: *„Wir müssen es ja niemanden weitererzählen.“*

Und er darauf: *„Aber was, wenn dieser Jemand, der mir dein kleines Geheimnis verraten hat, dasselbe auch schon der Presse gesteckt hat?“*

Ich, im Brustton der Überzeugung: *„Das glaube ich nicht! Und wenn, dann denken wir uns irgendeine Mobbinggeschichte aus ... oder wir sagen, dass du es gewusst hast und du mir eine zweite Chance geben wolltest!“*

Ja, genau das sage ich! Zweite Chance, das ist das Schlüsselwort. Da kann er dann doch gar nicht anders, der gute Theo, als ein Auge zuzudrücken.
Sofort verstärke ich dann seine Nachgiebigkeit schnell noch mit: „*Du kannst auch damit argumentieren, dass du es deiner alten Mentorin zuliebe getan hast – meiner lieben Großmutter, der legendären Asta Solari.*“
Er wird seinen langen schmalen Kopf wiegen, gottergeben an die Decke starren, in die Hände klatschen und …
Und wenn er nicht darauf eingeht? Wenn er sich nicht traut? Wenn er mich anschreit? Wenn er … wenn er es nicht versteht, warum ich es tun *musste*?

Ja, *er* hat wahrscheinlich eine tadellose Biografie ohne Ecken, Kanten und Lücken. Alles bestens. Alles hervorragend. Alles mit stolzgeschwellter Brust vorzeigbar. Gute Familie. Beste Schulerfolge. Richtiges Studium. Zielführende Praktika. Seriöses Netzwerk, dynamisierende Verbindungen… und zack bist du Direktor des größten Museums für Moderne Kunst im Land.

Ich muss den Blazer bügeln. Mein Auftritt vor Theo muss seriös wirken. Es wird mir doch wohl noch gelingen, ein

Stück Stoff glatt zu kriegen. Ach, Aida! Hausarbeit ist nicht deine Stärke, aber denke an den Zweck, der heiligt die Mittel und sollte dich beflügeln, wenigstens kurzfristig.

Das Einzige was nicht ganz in die perfekte Biografie des Herrn Direktor zu passen scheint ist, dass er noch immer unverheiratet und auch ohne ständige weibliche Begleiterin ist. Ja, ja, in den konservativen Besetzungskreisen für solch öffentliche Institutionen ist das angeblich noch immer ein Kriterium, um an die gut dotierten Jobs zu kommen. Da brauchst du nicht homosexuell oder transgender oder anderswie orientiert sein. Das geht nicht, noch immer nicht… Das kannst du dann höchstens klammheimlich ausleben… und wehe es spricht sich herum. Zack, bist du raus aus dem lederbezogenen Chefsessel.

Aber der Theo? Nein, ich denke schon, dass er ganz auf gesellschaftstraditioneller Schiene ist, also auf Frauen steht. Wäre ein echter Verlust für die Frauenwelt, wenn er… Genau genommen würde ich diesem appetitlichen Schätzchen ein Schäferstündchen auch nicht verwehren. Immer geschmackvoll und in hochwertigen Zwirn gekleidet, gepflegt und wohlriechend. Auf den ersten Blick wirkt er vielleicht ein bisschen überkorrekt und steif, aber das täuscht, das ist nur noble Fassade. Dahinter steckt ein warmherziger Mensch – und was mir am allerbesten gefällt ist, dass man mit ihm lachen kann … und wie … und man kann sich mit ihm unterhalten, über alles mögliche … nicht nur über Kunst … Ja, der Theo…

Wenn er mich wirklich wegen der zwei falschen Buchstaben feuern will, dann sollte ich ihn zumindest auf andere Art und Weise um den Finger wickeln.

Ein bisschen vom L´ Eau d´Issey Miyake, dieser Duft macht unwiderstehlich. Zumindest fühle ich mich so, wenn ich in dieser Parfumwolke schwebe.

Es wäre doch gelacht, wenn ich ihn nicht knacken könnte. Er muss mir einfach eine zweite Chance geben! So schlimm ist meine Flunkerei schließlich auch wieder nicht! Im Gegenteil, ich trage mich eigentlich sogar mit dem Gedanken, die derzeitige Anmaßung in eine Tatsache zu verwandeln. Namensänderungen sind heutzutage doch kein Problem mehr. Ein bisschen Papierkram, ein paar Verwaltungsgebühren und schon hat alles seine Richtigkeit. Bei den fachlichen Qualifikationen habe ich schließlich nicht gelogen. Ich bin akademische Malerin mit Abschluss und Praxis. Das ist doch wohl das wichtigste um diesen Job im Museum ausfüllen zu können. Das musste Theo auch gleich zugeben und außerdem noch, dass er sehr zufrieden mit meiner Arbeit ist. Ja, das hat er im vergangenen Jahr schon mehr als einmal betont. Ohne dass er es hätte müssen. Also, was will er? Ist doch alles gut!

Von mir aus kann er mich gerne weiterhin Asta nennen, wenn er sich schwertun sollte, sich an einen anderen Namen zu gewöhnen. Ist ja nur für kurze Zeit und ich bin da völlig situationselastisch. Auch eine Identitätskrise ist nicht zu befürchten.

Asta statt Aida. Was soll's? Zwei mickrige Buchstaben in einem Bewerbungsschreiben und auf einem Diplom! Es gibt sicher Menschen, denen der Namensunterschied nicht einmal groß auffallen würde oder das auch nicht so kleinlich sehen! Und: viele Eltern taufen ihre Kinder nach den Großeltern. Das hätte auch bei mir so sein können. Oder ich könnte Asta als Zweitnamen tragen. Aida Asta. Dann wäre es rechtens, wenn ich den ersten Vornamen weggelassen hätte. Es gibt also entschuldigende Argumente – zumindest nach außen hin. Aber Theo Senft ist eben die Korrektheit in Person und will nun ein klärendes Gespräch.

Dieser Blazer macht mich fertig. Ich muss dieses Teil wohl mit einem nassen Tuch zwischen Stoff und Bügeleisen bearbeiten, wenn das was werden soll.

Asta Solari, meine Großmutter. Ihr Name war meine Eintrittskarte beim mächtigen Theo Senft. Der Name war für ihn Programm! Er verehrt sie bis heute. Zu Recht, muss ich sagen. Ich finde auch, dass sie der großartigste Mensch hier auf Erden ist. Auch als Künstlerin. Asta taugt als Idol für alle Menschen, sie ist wild, sie ist klug, begabt, herzlich, weitblickend, großzügig und bescheiden.

Jedenfalls war sie auch gleich unsere gemeinsame Basis beim Einstellungsgespräch. Die große Asta Solari, die nicht nur eine große Muse vieler bekannter Schriftsteller war, sondern die auch selbst unglaublich starke Porträts dieser Herren gemalt hat. Sie hat einen Stil… unverkennbar Asta Solari!

Theo hat sich während seines Studiums in alle ihre Kurse eingeschrieben und seit er mit der Ausstellungslaufbahn begonnen hat, war es sein Traum ihre Bilder auszustellen. Am liebsten in einer richtig großen Personale.

Aber da ist Großmutter bisher stur geblieben: keine Ausstellungen. Wer ihre Bilder sehen will, der muss in ihr Atelier

kommen… Ganz nachvollziehen kann ich ihren Wunsch ja nicht, denn ich finde, jeder sollte ihre Bilder sehen. Aber wenn sie sich etwas in den Kopf setzt, dann zieht sie das durch, ohne Wenn und Aber. Echt bewundernswert. Ich muss das irgendwann auch hinbekommen.
Vielleicht dachte Theo, dass er über die Enkelin an die Bilder der Großmutter kommen könnte? Hat er mir den Job womöglich nur deshalb gegeben?
Nein. Das kann nicht sein. Meine Zeugnisse sprechen für sich. Gut, die Lücke im Lebenslauf ist ihm natürlich sofort aufgefallen, ist aber in künstlerischen Berufen nicht selten: man hat eine Schaffenspause, man forscht, man muss irgendwelche Jobs annehmen, um sich über Wasser halten zu können, man …was weiß ich!

Dieser blöde Blazer nervt. Jetzt glänzen die Nähte! Ich bin einfach keine Wäscheexpertin.

Außerdem: wäre meine Mutter nicht strikt gegen „Asta“ gewesen, mein Vater hätte mich liebend gerne als zweite Asta Solaris ins Leben geschickt. Aber Mutter bestand auf „Aida“. Bei Verdis Oper haben sich die beiden einst kennengelernt und zack bumm auf den ersten Blick verliebt,

gleich Körperflüssigkeiten ausgetauscht und sofort eine Frucht der Leidenschaft, sprich mich gezeugt. Natürlich wurde es mir in anderen Worten erzählt, aber die Fakten sind dieselben.
Na ja, wenn sie denn wahr sein sollten. Eine schöne Geschichte ist es allemal. Ich konnte sie nicht oft genug hören, als ich klein war.

Auch wenn ich Aida und nicht Asta heiße, habe ich aber immer meiner Großmutter nachgeeifert. Ich liebte von Kindesbeinen an dieses eigentümliche Geruchspotpourri aus Farben, Terpentin, Leim, Öl und was weiß ich noch in ihrem Atelier. Es war mein Paradies. Ich durfte meine eigenen Bilder malen, meiner Phantasie freien Lauf lassen, mich austoben; vor allem auch wenn es Streit mit Mama gab, Schwierigkeiten in der Schule, wenn ich unglücklich verliebt war oder auch im Überschwang, weil mich mein langersehnter Schwarm endlich angelächelt hatte … immer.

Ach Asta! Warum bin ich nicht ein bisschen mehr wie du? Stark. Mutig. Selbstbewusst. Kompromisslos. Du weißt immer was richtig und was falsch ist. Welche Menschen gut und welchen man besser aus dem Weg gehen muss? Wie kommt es nur, dass dir Geld so unendlich egal ist und du doch genug davon hast und ich ihm ständig hinterherlaufe, aber immer pleite bin? Ich kenne dich mein Leben lang und doch weiß ich eigentlich viel zu wenig über dich: was es ist, was dich ausmacht, wie du geworden bist, wer du heute bist. *„Wenn du oben bist musst du dich für die nächste Talfahrt rüsten“*, hast du immer gemahnt und wenn ich so darüber nachdenke, heißt das wohl, dass du durchaus so manche Talfahrt erlebt hast – auch wenn das in keiner offiziellen Biografie über dich zu lesen ist. Wenn du an der Spitze bist kannst du so viel Kraft tanken, dass eine Talfahrt dir nicht viel anhaben kann, war ich überzeugt. Ganz stimmt das nicht, das weiß ich heute.

Nein. Ich werde dich nicht um Hilfe bitten. Diesmal nicht! Ich ziehe das alleine durch. Wie schon so Vieles. Mein Leben ist ja schließlich meine Piste. Auch wenn sie holprig und voller Schlaglöcher ist. Ich schaff das schon. Danach kann ich noch immer entscheiden, ob ich es dir erzähle oder lieber den Mantel des Schweigens über eine weitere unrühmliche Episode auf meinem Weg zu künstlerischen Meriten breite. Noch Zeit, eineinhalb Stunden hab ich noch, bevor ich losmuss.

Vielleicht sollte ich lieber den Hosenanzug anziehen und auf die Wirkung weiblicher reize verzichten? Auf Seriosität setzen. Ich weiß nicht…

Womöglich steht Theo gar nicht auf Frauen?

Ach was! Sicher tut er das!

Einen Versuch ist er schon wert, der smarte Theo, auch wenn er mein Vater sein könnte!

Ich bleibe im Kleid!

Vielleicht bekomme ich die letzten Falten mit dem kleinen Dampfbügler weg.

Ja, ich habe meine Bewerbungsunterlagen gefälscht. Na ja, eigentlich nur den Namen. Den Vornamen, genau genommen. Wer „Asta Solari“ googelt bekommt nur Lobeshymnen auf die große Künstlerin zu lesen. Da ist die Rede von einer geheimnisumwitterten und öffentlichkeitsscheuen Malerin, einer Botschafterin der Konzeptualisierung, die Vordenkerin der Entmaterialisierung, die aber dennoch auch in der alten Tradition der weit gedachten Abstraktion gepaart mit einer selten so intensiv formulierten Informellen Grafik arbeitet und so weiter und so fort – wer auch immer das verstehen soll. Theo und seine Vorgesetzten vielleicht.

Egal, *ich* weiß, dass Asta großartig ist und am meisten liebe ich ihre blaugrünen Gigantos in Acryl, die mir das Gefühl geben, ich könnte direkt in sie hineinspringen und mich schwerelos in ihnen bewegen, als ob ich im Meer schwimmen würde; oder ähnlich Befreiendes.
Natürlich habe ich damit spekuliert von ihrem Glanz zu profitieren wenn ich denselben Namen trage. Denn, wer „Aida Solari“ googelt, der kommt schnell auf meine wenig rühmliche Karriere als Kopistin. Manche nennen das auch ganz gehässig Fälscherin, obwohl es da einen gewaltigen Unterschied gibt.
Die Menschen denken gerne schlecht, verurteilen von Herzen gerne und blenden hochnäsig aus, dass man hinterfragen sollte, warum jemand etwas tut, das vielleicht nicht ganz rechtskonform sein könnte.
Immerhin war ich an der Kunsthochschule die beste Kopistin der Jahrhundertwende-Kapazunder wie Wassily Kandinsky, Piet Mondrian, Paul Gaugin. Ich finde ja vor allem Kandinsky als Expressionisten wirklich unglaublich beeindruckend. Mein Lieblingsbild „Concentric Circles“ habe ich – ich weiß nicht wie lange – zuerst nur nachgemalt und später kopiert, bis es mir wirklich perfekt geglückt ist. Das Urheberrecht für seine Bilder war damals gerade erloschen,

Wassily war bereits 71 Jahre tot, als ich die Circles malte. Für private Zwecke darf man die Meister kopieren und: solange man darauf hinweist, dass es sich um eine Kopie handelt, darf man so ein Bild sogar verkaufen. Eine Kopie ist eine Kopie und keine Fälschung. Da kann sogar die Signatur des Künstlers kopiert werden. Erst wenn man es als Original ausgibt, dann...steht man eigentlich schon mit beiden Beinen vor Gericht – sollte es einen Kläger geben, oder eine Klägerin.

Natürlich habe ich meine Werke nie als Original aus der Hand gegeben, hab sie auch nur ganz Wenigen gezeigt. Einige habe ich auch verkauft. Ich hab nicht schlecht verdient damit. Ja, das war eine gute Zeit, eine sehr gute. Aber ich wusste auch, dass das in dieser Art nicht ewig weitergehen konnte.

Ich wollte malen. Nicht mehr, nicht weniger. Mit jeder Faser meines Seins wollte ich das! Aber ich wollte auch unabhängig sein! Finanziell und überhaupt.

Ich malte Tag und Nacht – Nacht und Tag. Ich nahm mir kaum Zeit zum Schlafen, Essen, Duschen. Ich wurde fast verrückt, denn alles, was ich malte, konnte ich auch gleich einem Künstler, einer Künstlerin zuordnen. Es gelang mir nichts Eigenständiges. Ich war überkonditioniert, übertrainiert, sozusagen. Völlig verbildet und todunglücklich – und so wurde ich immer verbissener, die Bilder immer schlechter. Also nicht schlecht im herkömmlichen Sinn, aber einfach überhaupt nicht das, was ich anstrebte. Es war nicht *meine* Kunst.

Aber: ich gab nicht auf. Es ist mir ein Rätsel wo ich die Kraft dafür her nahm, aber ich malte immer weiter und weiter und weiter und weiter…

Verbissen wollte ich unbedingt etwas Eigenes finden, meinen Stil, meinen Weg. Und auf diesem Weg begegnete mir eines Tages David. Er war von meinen Bildern hingerissen, von den Kopien überwältigt, jeden meiner Einwände konnte er widerlegen. Es schmeichelte mir, ich konnte von seiner Bewunderung nicht genug bekommen und irgendwann war ich von seiner Beurteilung richtiggehend abhängig. Das war ein Fehler.

Überhaupt war David ein Fehler in meiner Biografie, was ich aber nicht sah und auch nicht sehen wollte. Hätte mich jemand darauf hingewiesen, hätte ich es als Neid oder was auch immer abgetan. Ich hätte den Überbringer einer solch schlechten Nachricht sofort von meiner Freundesliste gestrichen – rigoros. Was ich sah war, dass mit David mein Leben erst richtig begonnen hatte.

Es war spannend mit ihm. Aufregend.

Regeln?

Die galten für andere!

Anstand?

Etwas für Leute, die keinen Schimmer vom wahren Leben hatten.

Eva hat versucht, mich zu warnen. Asta auch. Aber ihre Worte schlug ich quasi ungehört in den Wind.

Ich wollte leben, Spaß haben, Neues ausprobieren, etwas wagen, den Nervenkitzel spüren.

Und Geld. Endlich Geld! Ohne Ende Geld!

David hatte einen Tesla.

Schick.

Den hatten damals noch nicht viele.

An seiner Seite war es immer irgendwie prickelnd.

Aufregend.

Spontan.

Auf einen Kaffee nach Venedig.

In eine Ausstellung nach London, danach weiter auf ein Wellness-Wochenende nach Dubai.

Wohnen in einer Abrissvilla, in die David luxuriöse Designermöbel gestellt hatte.
Bis der Bagger kam. Der kam eines Morgens und weckte uns nach einer langen Nacht mit Party, Wodka und Tralala. Ich wusste nicht, ob der Lärm real war oder nur in meinem Kopf, bis die Wand des Zimmers in sich zusammenfiel, in dem wir uns – gerade im Liebesspiel verstrickt – wälzten. Wir rafften unsere Kleider und Taschen zusammen und flüchteten ins Freie. Die Schimpftiraden des Baggerfahrers klingen mir noch heute in den Ohren:
Vaschwindets, es Gfrasta, oba schnöll … wegen eich geh i nit in Häfn! (*sinngemaß übersetzt: Verschwindet hier aber schnell, wegen euch will ich sicher nicht im Gefängnis landen*).

Wir retteten uns in den Tesla und zogen fürs erste ins Lido. Fünf Sterne, Badewanne mit Massagedüsen gleich neben dem runden Maxi-Kingsize-Lager und Zimmerserviceinklusive. Kontrastprogramm und Sex der Extraklasse – klar, nach dem Schock spielen sowohl die Emotionen als auch die Hormone Granada. So war das mit David. Ich liebte das Leben mit ihm. Es gab Adrenalin pur.
Und dazu gehörten auch High-End-Konzerte, von denen man nur durch ein geheimes Netzwerk erfuhr. Für die es

Karten nur unter der Hand gab, unter Freunden, quasi. Was nicht immer so klappte, wie David sich das vorstellte.

Aber was nicht passte, wusste er passend zu machen. Und dafür brauchte er mich. Die Kunststudentin, die sich in allen Formen der Techniken zur Herstellung von Kopien teuerster Gemälde perfekt auskannte. Und ich, naiv und verliebt wie ich war, tat alles, worum er mich bat. Er bat ja nicht allzu oft.

Es fing ganz spielerisch und unspektakulär an:

Ein Rolling Stones Konzert im Züricher Letzigrund-Stadion. Wir wollten unbedingt dabei sein, waren aber zu spät dran, um noch Karten zu bekommen. David sprang herum wie das Rumpelstilzchen als es noch jung und knackig gewesen sein musste. Er tat mir leid! Und mir fiel ein, dass Asta in ihrem Atelier eine ganze Sammlung ihrer Rolling Stones Konzertkarten, eingerahmt und hinter Glas hängen hatte. Vielleicht könnte man daraus etwas machen, überlegte ich laut.

Als ob ich einen Schalter umgelegt hätte, erstarrte David, fing an zu strahlen wie eine nigelnagelneue Led-Lampe.

„Du bist die Größte", schrie er, *„das machen wir! Das machen wir! Du machst das."*

Was sollte ich machen? Ich verstand nicht, was er meinte. Wir konnten doch keine alten Konzertkarten vorweisen und glauben, dass man uns damit hineinließe? Was wollte er?

Wie vertrauensselig ich damals war! Er wusste ganz genau wie er mich manipulieren konnte, damit ich arglos in seinem Sinne spurte.

Was er diesmal wollte, ließ er mich gleich wissen: *„Zeno, mein guter alter Freund Zeno hat zwei Karten ergattert. Ich leih sie mir aus und wir kopieren sie ganz einfach! Und schon sind wir im ausverkauften Konzert."*

Ich weiß noch wie ich den Kopf schüttelte. Das war doch Betrug! Es würde doch auffallen, wo sollten wir denn sitzen?

„Was heißt denn sitzen", schrie David, *„Stehplätze, selbstverständlich Stehplätze! Wer kann den zur Musik von den Stones sitzen?"*

Klar. Da hatte er Recht. Aber ich zweifelte daran, dass wir mit einfach kopierten Konzertkarten durchkommen würden. Das würde doch dann jeder versuchen, wenn das so leicht ginge. Ich behielt Recht. Wir scheiterten kläglich. Peinlich. Sehr, sehr peinlich, wenn einen die Security aus der Schlange schubst und des Platzes verweist ist das kein

Honiglecken. Ich wäre am liebsten unter die Betondecke des Stadions gerutscht um nie wieder darunter hervorzukriechen. Doch David nahm es sportlich, als Herausforderung, als hätte er damit gerechnet.

Während ich noch schamvoll an einen Metallpfeiler lehnte, kaufte David zwei Tickets von einem Typ, der vor Ort Karten vertickte, angeblich von Leuten, die terminlich verhindert waren. Woher der Mann auch immer die Karten hatte, wir genossen ein Megakonzert der „No-Filter-Tour", bei dem einem der Blues nur so unter die Haut kroch. Bei „Happy" und bei „Slipping away" überließ Mike das Mikro Keith Richards, es war echt sowas von extra! Ich werde das nie vergessen. Auch nicht das Raunen, das durchs Publikum ging, als sie erstmals „Hate to see you go" intonierten – und dann noch den Bob-Dylan-Song „Want 51ob e a Rolling Stone". Was für ein unglaubliches Erlebnis. Ich bekommen heute noch feuchte Augen wenn ich daran denke. Es war so eine geile Zeit!

Das war der Anfang.

Ich hatte mich nie gefragt, woher Davids Geld kam. Naiv. Ja, dumm fast. Verliebt eben, bis in die Haarwurzeln. Da fragt man nicht viel. Da ist man kritischen Stimmen

gegenüber taub. Je mehr sich alle möglichen Leute gegen David ausgesprochen haben, desto fester hab ich zu ihm gehalten. Schließlich kannte ihn niemand so gut wie ich. Es hatte doch keiner auch nur den Funken einer Ahnung, was er für ein Schatz war. Tüchtig, umsichtig, interessant.
Alles Spießer, die ihn schlechtredeten! Von meinen Eltern hatte ich ohnehin nichts anderes erwartet, aber selbst Asta blies ins selbe Horn – die große Asta ließ sich dazu herab, obwohl es gegen ihre Grundprinzipien verstieß, anderen ihre Meinung aufzudrängen! Es hätte mir wirklich zu denken geben sollen – aber ich? Ich dachte nur: Sie wird eben auch schon alt.
Nur, dass Eva, meine beste Freundin seit Kindertagen, David auch nicht ausstehen konnte, das kränkte mich ein wenig. Aber gut. Ich musste es akzeptieren, verbuchte es unter Neid, dass sie selbst keinen so tollen Typen an ihrer Seite hatte. Und so traf ich mich immer seltener mit ihr, hatte tausend Ausreden, warum ich nicht mit zum Shoppen, ins Kino, ins Theater kommen könne. Ich hatte einfach keine Lust, ständig von ihr zu hören, ich solle nicht so viel mit David herumhängen, mich nicht so von ihm beeinflussen und vereinnahmen lassen etc. etc. p. p.

Jedenfalls dauerte es nicht allzu lange und es stellte sich heraus, dass das Stones-Konzert nicht ohne Folgen bleiben sollte. Der Typ, von dem David damals unsere Karten gekauft hatte, tauchte eines Tages in der neuen Wohnung auf. David stellte ihn mir als Lukas Scheffler vor und erklärte, dass er sein neuer Geschäftspartner sei und ich gerne auch einsteigen könnte.

Als Kunststudentin im 14. Semester und immer knapp bei Kasse, war ich natürlich einerseits neugierig und andererseits geschmeichelt, dass mir mein Liebster soweit vertraute, dass er mich in sein geschäftliches Boot holen wollte. Ich überlegte schon länger alles hinzuschmeißen und etwas völlig anderes zu machen. Eine Galerie vielleicht oder etwas anderes Kaufmännisches. Etwas, womit man endlich Geld verdienen konnte. Wer brauchte schon einen akademischen Grad? Wer etwas drauf hat, der bringt es auch ohne zu Ruhm und Ehre.

Na ja.

Es ging bei Lukas – was nicht schwer zu erraten war – um den Verkauf von Konzertkarten.

Warum nicht, dachte ich. Ob Konzertkarten oder Bilder, egal. Meine Liebe zur Kunstmalerei hatte ich zu der Zeit ins Abseits gestellt – zugunsten des rauschenden Lebens.

Offensichtlich konnte man mit Davids Netzwerk gutes Geld machen, denn Lukas trug ausschließlich teuerste Markenkleidung. Nicht geschmackvoll kombiniert, aber sichtlich kostspielig. Geschmack kann man nicht kaufen und um sich trotzdem stilvoll zu kleiden, müsste man sich das eingestehen und sich entsprechend beraten lassen. Aber das war Lukas offenbar nicht so wichtig oder eben auch nicht bewusst. Ich war ein wenig irritiert, als die beiden Männer so überschwänglich auf mein OK reagierten, David gleich einen Champagnerkorken knallen ließ und Lukas Sushi beim Lieferdienst orderte. Aber wie lautete die Devise?
Man muss die Feste feiern wie sie sich anbieten! Malen kann ich auch noch wenn ich alt bin, beruhigte ich mich, wenn mir wieder einer von Astas berühmten Sätzen wie „*dein künstlerisches Talent gehört dir nicht alleine, es ist eine Verpflichtung es zu pflegen und mit deiner Arbeit Menschen zu berühren*“ in den Sinn kam und mich quälte.

Der Dampfbügler hat nichts gebracht, aber die glänzenden Stellen sind immerhin wieder verschwunden.
Noch immer fast eine Stunde bis zu meinem Termin mit Theo. Ich könnte mir noch die Haare waschen. Nein. Dann ist das Makeup auch ruiniert.

Ob Theo einer ist, der die weibliche Maskerade zu schätzen weiß? Oder ist er eher der „igitt, Lippenstift-geht-gar-nicht" – Typ?
Bei Zweitem ist sicher auch das Parfüm zu viel… Na ja, bis dahin ist es ohnehin zur Hälfte verraucht, das passt dann in jedem Fall!

Der Lukas! Ein *Geschäfts*partner!
Erst am nächsten Morgen wurde mir in umfassendem Ausmaß klar, worauf ich mich da eingelassen hatte: Ich hatte allen ihren Ideen nachgegeben. Zu allem ja und Gott sei mit dir gesagt. Ich war wahnsinnig geworden, dachte ich mir. Ich realisierte, dass ich diesem Wahnsinn auch noch mit einer Vertragsunterschrift zugestimmt hatte.
Ist ein derart unmoralischer Vertrag denn überhaupt rechtsgültig, fragte ich mich während ich las, welche Aufgaben dem zufolge mir zugefallen sollten.
Aida Solari erklärt sich per Unterschrift und vertraglich festgehalten bereit, Konzertkarten der Kategorie 2 herzustellen… – Kategorie 2? Damit waren wohl Fälschungen gemeint. Ich sollte also je nach Auftrag verschiedenste Eintrittskarten in der von Lukas gewünschten Menge herstellen. David hatte ihm wohl von Astas Atelier und den

Möglichkeiten dort erzählt. Astas Offset-Druckmaschine stand seit Ewigkeiten unbenutzt herum. Es gab sogar noch jede Menge Farbtiegel. Oft schon hat sie mir angeboten, die Maschine auf ihre Kosten in ein Atelier meiner Wahl stellen zu lassen. Sie druckte nicht mehr selbst, es war ihr zu anstrengend und langwierig. Aber mir könnte das alte Ding noch nützlich sein. Sie vertraute mir, sie baute auf mein Talent und hoffte auf meine Konsequenz, meinen Ehrgeiz und letztendlich womöglich sogar auf meinen Fleiß, damit ich sie in der Kunstwelt überflügeln konnte. Das war eigentlich ein uraltes Übereinkommen zwischen uns, das wir beide nicht vergessen haben – bis heute nicht. Nur war ich heute nicht mehr davon überzeugt, dass ausgerechnet ich die wundervolle Asta in den Schatten stellen könnte.

Ganz im Gegenteil! Ich sollte nun ihr Werkzeug sogar für kriminelle Machenschaften missbrauchen... Ich war verrückt geworden! Völlig verrückt! Worauf hatte ich mich da nur eingelassen? Was gestern in der Euphorie des Gebraucht- und Ernstgenommenwerdens so logisch erschienen war, dafür schämte ich mich plötzlich.

Ich erklärte David, dass ich mein Wort zurücknähme, dass ich nur unter übermäßigem Alkoholeinfluss „ja“ gesagt hätte.

Doch er winkte nur lapidar ab.

„Schätzchen, wer A sagt, der muss dann schon auch das folgende Alphabet imstande sein aufzusagen. Mach dich nicht lächerlich. Deine Großmutter ist verständigt, eine Werkstatt haben Lukas und ich bereits auf deinen Namen angemietet und die Maschine steht morgen an Ort und Stelle. Dann hast du – sagen wir drei Monate Zeit – in denen kannst du dich in die Materie einarbeiten.“

Ich hatte mein Telefon schon am Ohr, um Asta von einem Missverständnis zu erzählen, da nahm es David an sich, gab mir einen Kuss auf die Nasenspitze und schüttelte den Kopf.

„Du hast einen Vertrag unterschrieben, Schätzchen.“

Meine Versuche ihm zu erklären, dass ich mich auf diesen Wahnsinn nicht einlassen würde, würgte er kalt lächelnd ab, verwies auf Lukas, der nicht mit sich spaßen lassen würde, bei dem er Schulden bis zum Abwinken habe und dass ich ihn doch nicht hängen lassen könne.

„In guten wie in schlechten Tagen, Aida, hast du nicht genau das versprochen und gemeint, dazu bräuchtest du keinen Trauschein?“

Touchée.

Damit hatte er mich da, wo er mich hatte haben wollen.

Ich fügte mich.

Ich beruhigte mich, indem ich mir vornahm, es nur dieses eine Mal zu machen.

Ich redete mir ein, dass einmal keinmal sei.

Aus einmal wurden 100 und mehr Male.

Ich gewöhnte mich, es wurde eine Art Routine.

Ich lernte.

Ich testete mich an eine perfekte Methode zur Kartenkopie heran. Diese „Forschungsarbeit" machte mir irgendwann sogar Spaß. Ich war so richtig in meinem Element und vergaß ganz, dass der Hintergrund all meines Tuns kriminell war.

Es war wohl so wie beim Militär – da wird auch das Krieg führen trainiert und irgendwann sind die Leute soweit, dass sie einem echten Einsatz entgegenfiebern. Ja, so blöd ist der Mensch. So konditionierbar. Einfach zu manipulieren.

Und auch wenn ich heute – aus der Distanz – verständnislos darüber den Kopf schüttle, mit den entsprechenden Argumenten oder Manipulationsmethoden ist es sicher wieder möglich, mich zu etwas zu überreden, das ich hier und jetzt

nicht für möglich halte. Es ist leider wahr, ich kann für mich nicht die Hand ins Feuer legen.
Als Warnung sozusagen hängen meine „Arbeiten“ hier gerahmt an der Wand. Nie wieder wollte ich mich auf dieses Niveau begeben. Wollte … Tja, so ganz hat die Warnung wohl nicht genützt, sonst wäre ich jetzt nicht in dieser besch…eidenen Situation und würde mich nicht vor dem Gespräch mit Theo graulen.

Es war alles so leicht, so logisch!
Material, wie das entsprechende Papier, die richtigen Farben für die Herstellung des Hologramms, den passenden Lack mit den Farbpartikeln, die das Hologramm unter UV-Licht richtig in den Regenbogenfarben leuchten ließ – alles wurde geliefert. Keine Ahnung woher. Irgendwann war „Albanien“ als Herkunftsland gefallen. Ein ganzes Netzwerk an Lieferanten und Verteilern stand hinter dem Projekt. Es machte Spaß zu tüfteln und zu probieren. Darauf zu achten, dass die Muster – fachkundig Guillochen – richtig positioniert waren, die Wertigkeit des Papiers und dessen Qualität genau auf das nachzubauende Original passten. Ich sah nur meine Arbeit, wie sie immer besser und besser wurde. Wie das Endergebnis verwendet wurde, dass aus dem Kopieren

nun tatsächlich ein Fälschen geworden war, den Gedanken schob ich weg.
Ich hatte mit dem wirtschaftlichen Faktor nichts zu tun. Ich verkaufte die Karten schließlich nicht. Ein Schutzgedanke. Feige und falsch. Ich wollte einfach nicht weiterdenken, nicht Verantwortung übernehmen. Irgendwie war alles auch eine Art Spiel. Oder Wettbewerb. Ja, so sah ich das damals. Wir waren ein richtig gutes Team, das auf die perfekte Qualität achtete. Wir konnten uns scheckiglachen, wenn wieder ein stümpernder „Kollege“ wegen eines Schreibfehlers aufgeflogen war oder weil er die Perforierung für den Kartenabriss auf der falschen Seite angebracht hatte.
Wir fühlten uns unbesiegbar!

Hin und wieder dachte ich an Eva und wie gerne ich das alles mit ihr geteilt hätte. Mit ihr gelacht hätte – bis zum Umfallen. Einfach mal wieder nur unter Mädels auf die Piste gehen. Einfach nur so.
Aber das ging ja leider nicht.
Sie hätte wissen wollen, was ich mache, woher ich so viel Geld hatte, ob ich mein Studium fertig hätte, warum ich mich nicht öfter gemeldet hatte und so weiter und so fort.
Das brauchte ich nicht, wollte ich nicht.

Und ich schämte mich auch ein bisschen bei dem Gedanken an Eva. Sie hatte Recht gehabt. Mit David und überhaupt. Seltsam, dass ich unsere Freundschaft einfach so hab fallenlassen. Ich spürte den Verlust, schmerzlich. Aber auch das schob ich einfach beiseite, genauso wie ein eventuell aufkommendes schlechtes Gefühl im Hinblick auf die Fälschungen.

Ich wollte die schöne Zeit genießen. Eva würde mir nicht weglaufen. Die könnte ich auch irgendwann später mal anrufen und dann würden wir…

Tja, und eines Tages erwischte es dann auch uns. Der Erfolg hat uns oder besser gesagt Lukas unvorsichtig werden lassen. Er war zu gierig geworden, hat nicht mehr wenige Tickets zu horrenden Schwarzmarktpreisen verkauft sondern viele Karten zu kaum erhöhten Normalpreisen. Irgendwann ist eine Agentur auf ihn aufmerksam geworden und hat gleich hunderte Tickets bestellt. Die Veranstaltung war heillos überbucht, der Betrug flog auf und so kam der Stein ins Rollen.

Lukas gelang die Flucht, David konnte nichts nachgewiesen werden. Aber meine Werkstatt wurde von den Ermittlern auseinandergenommen und natürlich fanden sie Farben und Lacke, die ich eigentlich gar nicht hätte haben dürfen. Und da klickten die Handschellen. David besorgte mir zwar einen guten Anwalt, ich kam als unbescholtene Studentin mit Bewährung davon, aber ein Makel bleibt haften – und ein Berufsverbot für das grafische Gewerbe ist auch nicht hilfreich im künstlerischen Umfeld, das ja nicht besonders groß ist und in dem sich alles und jedes ziemlich schnell herumspricht. Und weil es ein naturgesetzmäßiger Teil von Tratsch ist, wird unglaublich viel hinzugedichtet, einfach nur, weil es dann besser klingt, den Erzähler oder die Erzählerin selbst interessanter dastehen lässt.

Wie sich aber Verbote ganz klassisch entwickeln: man lehnt sich dagegen auf. Mein Interesse am Abschluss an der Kunstuniversität rückte wieder in den Fokus meiner Wünsche. Ein paar klärende Gespräche, ein verständnisvoller Institutsvorstand und Astas schützende Hand waren schon nötig um da anknüpfen zu können, wo ich vor zwei Jahren aufgehört hatte, aber ich schloss mein wiederaufgenommenes Studium in Rekordzeit ab, bevor es sich irgendjemand anders überlegen hätte können. Ein akademischer Grad, sofern er redlich erworben war, kann einem ja nicht so einfach aberkannt werden. Plötzlich war ich doch stolz auf mein Diplom! Plagiate und Kopien waren in dieser Zeit für mich tabu, das war ich mir schuldig! Und natürlich Asta.

Sie war eigentlich die Einzige, die immer zu mir gehalten hat, auch wenn ich sie herb enttäuscht hatte. Ich wünsche wirklich jedem, dass er eine Großmutter von diesem Format an seiner Seite hat.

„*Kindchen*", sagte sie einmal zu mir, „*Kindchen, im Leben lernen wir nur durch Probieren, Irren und vor allem dadurch, dass wir niemals aufgeben. Wer keine Fehler macht, der lebt nicht, der funktioniert nur.*" Sie gab schließlich zu, auch jede Menge Fehler gemacht zu haben, sie hatte nur das Glück gehabt, dass ihr niemand, außer sie selbst, auf die Schliche gekommen sei, vertraute sie mir augenzwinkernd an. Welche Fehler das waren, wollte ich wissen. Damit prahlt man nicht, genauso wenig wie mit Erfolgen, erklärte sie und zog mit den Fingern eine Linie über ihre schmal gewordenen Lippen, als Zeichen ewigen Schweigens.

Ach, Asta!

Das Blöde war, ich bekam trotz aller Bemühungen darum keinen Job.

Da war nur wieder David.

David mit seinen krummen Geschäften.

David, dem ich etwas schuldete, weil er schließlich den besten Anwalt in der Stadt organisiert und bezahlt hatte.

David, der wieder ein hundertprozentig sicheres Megageschäft in Aussicht hatte.

Ich wollte nichts davon wissen.

Er ließ nicht locker.

Ich blieb dabei, ich wollte keine todsicheren Deals mehr.

Er kam mit Rosen.

Ich knallte sie ihm vor die Füße.

Er kam mit einer Einladung in die Zauberflöte.

Ich zerriss die Karten.

Er sprühte eine Liebeserklärung an die Wand meiner Werkstatt.

Ich übermalte sie.

Schließlich kam er mit einer Briefmarkensammlung und einer Flasche Champagner.

Ich nahm den Champagner und erklärte, die hätte ich mir durch seine Belästigungen redlich verdient. Der Satz war immerhin so lange, dass er das Briefmarkenalbum aufklappen konnte. Ich sah eine beeindruckende Sammlung von

Sonderbriefmarken, allesamt mit Bildern von Künstlern der Moderne.

„Willst du nicht einmal so etwas probieren?"

Briefmarken? Ich soll Briefmarken gestalten?

„Ich hab einen Kunden, der würde sich die Picasso-Sondermarke wünschen. Er zahlt eine Million. Die Hälfte des Nominalwertes von 85 Cent. Das heißt, er bekäme 2.353.000 Marken. Das ist doch einmal eine Auflage, die sich sehen lassen kann! Was meinst du?"

Dazu muss man wissen, dass jeder malende Künstler sich einen solchen Auftrag wünscht – also mit einem eigenen Werk natürlich! Doch davon wollte David nichts hören.

„Wenn du irgendeine Briefmarke gestaltest, reißt die doch gleich jeder Briefträger vom Kuvert! Die wissen doch, was für offizielle Marken im Umlauf sind."

Das konnte ich so nicht stehen lassen, das stimmte nicht. Denn jeder kann heutzutage eigene Briefmarken herstellen lassen!

Davon wollte David nichts hören. Er befand die Sache mit dem Picasso als todsicheres Geschäft. Der Kunde hatte einen Vertrieb und würde die Marken also auf die eigenen Pakete und Briefe kleben.

So eine Marke hat keinen großen Einzelwert, macht nur eine einzige Reise und landet dann im Müll, erklärte er.
Niemand denkt da an ein Fake und so ist das Risiko der Entdeckung auch nicht sehr groß, verstand ich sofort. Viel zu schnell. Aber mein innerer Alarm blieb stumm, versagte. Schon wieder.
David hatte auch diesmal wieder seine Hausaufgaben gemacht, er versorgte mich wieder mit Material, diesmal mussten es ganz bestimmte Leuchtfarben sein, die unter der Infrarotlampe leuchteten. Alles kein Problem. Er wusste genau, wie er mich anpacken musste, dass ich keinen Rückzieher mehr machen konnte.
Ich hasste mich dafür.
Zögerlich und unglücklich machte ich mich daran den entsprechenden Stahlstich herzustellen. Das Original war der feinste Stahlstich, den ich jemals zu Gesicht bekommen hatte. Wieder wurde ich euphorischer, je näher ich an das Original herankam. Die neue Herausforderung machte mich richtig glücklich und schließlich konnte ich es kaum mehr erwarten, bis die Picasso-Marke aus der Maschine laufen würde.
Doch dazu kam es nicht mehr.

David wurde verhaftet. Warum genau weiß ich nicht mehr. Es hatte sich einiges auf seinem Kerbholz angesammelt. Er verschwand für Jahre hinter Gitter. Was man ihm zugutehalten muss: Er hat keinen einzigen seiner Kumpel und Geschäftspartner verpfiffen. Auch mich nicht.

Ein neuer Lebensabschnitt begann also. Ich versuchte David zu vergessen. Was zu meiner Überraschung gar nicht leicht war. Plötzlich waren die Tage leer. Es passierte nichts Aufregendes mehr. Mir wurde buchstäblich langweilig. Ich lernte auch nur sterbenslangweilige Typen kennen.
Hatte ich den Bezug zum realen Leben verloren?
War ich zu anspruchsvoll?
Ich kam auf keinen auch nur halbwegs grünen Zweig.
Ich versuchte es mit Eva. Aber auch da, wir hatten den Draht zueinander verloren. Wir hatten völlig unterschiedliche Leben gelebt. Sie war mittlerweile mit einem Key Account Manager – was auch immer so jemand macht – verheiratet und hatte zwei Kinder. Ihre Mutter litt an beginnender Demenz und brauchte Betreuung, ihr Vater hatte sich verabschiedet und lebte mit seiner neuen Frau irgendwo in Amerika. Über meine Abenteuer wusste sie teilweise aus der Zeitung, teilweise durch meine Mutter Bescheid. Verstehen

konnte sie das alles nicht so richtig, sie fand es auch weder aufregend, cool oder lustig sondern einfach nur dumm. Sie schwang sich zu Vorwürfen auf, meinte, dass ich mein Leben vergeudete. Das war mir dann irgendwann doch zu viel an Moralapostelei.

Man soll nichts aufwärmen, außer einen Eintopf, meinte Asta, als ich ihr davon vorjammerte. Es gäbe nur wenige Menschen, mit denen Künstlerseelen so harmonieren könnten, dass man ihre Verbindung Freundschaft nennen kann, erläuterte sie und ich wusste sofort was sie damit meinte. Ich konnte mich auch nur an eine einzige Freundin erinnern, die immer wieder bei Asta aufgetaucht war und die selbst Bildhauerin gewesen war. Alle anderen waren quasi temporäre Projektpartner – so nannte Asta all die Galeristen, Kolleginnen und Kunden, die in ihrem Atelier ein und aus gingen. *„Man darf den herzlichen Umgang keinesfalls mit Freundschaft gleichsetzen, Kind“,* mahnte sie. Die Herzlichkeit kommt nur aus dem Impuls der gegenseitigen Versicherung, dass alle mit denselben Schwierigkeiten zu kämpfen haben. Angst vor Kritik, Kampf um Anerkennung und wirtschaftliches Überleben. Es war ein langes und sehr schönes Gespräch, an dessen Ende sie mir empfahl, mich für einen freien Job im Museum Moderner Kunst zu bewerben. Ich sträubte mich, doch sie bearbeitete mich so nachdrücklich, dass ich schließlich nachgab. Wie ich immer nachgegeben hatte.

Allerdings, habe ich mir dafür dann – sozusagen als kleine Rache – ihren Namen ausgeborgt. Und jetzt steh ich schon wieder als Betrügerin da!
Ich brauch noch einen Schluck Motivationswasser. Prosecco passt immer. Zum Mut machen, Angst blockieren, Nachdenken, Beruhigen. Asta macht das auch – immer noch.

Wer mich wohl verpetzt hat?
Wer hat etwas davon, wenn ich wieder auf der Straße stehe?
David?
Ich weiß nicht. Er weiß sicher nicht, dass ich im Museum arbeite und schon gar nicht unter Großmutters Namen.
Lukas?
Dem würde ich das zwar zutrauen, aber auch er kann eigentlich von diesen Interna nichts wissen. Scheidet also auch aus.
Jemand aus dem Personalbüro?

Aber warum?

Und vor allem warum erst jetzt, nach drei Jahren?

Vielleicht sollte ich einen Schampus zum Gespräch mit Theo mitnehmen. Oder schaut das zu sehr nach „siegessicher“ aus? Wahrscheinlich. Besser nicht.

Wenn er mich nicht feuert, könnte ich ihn immer noch zum Essen in den neuen Sushi-Laden entführen, als Dankeschön und Versprechen mich zu bessern. Gemeinsam Austern schlürfen und dann vielleicht… soweit ich weiß, wohnt er auch da gleich in der Nähe.

Wahrscheinlich sollte ich doch die größere Tasche nehmen und mein Notfallpaket mitnehmen. Zahnbürste, Mundwasser, Unterwäsche für den nächsten Tag. Alles da. Ein anderes Kleid vielleicht noch.

Ups… Was ist denn da? Hinter dem Innenfutter steckt doch etwas! Da ist doch nirgends ein Reißverschluss, keine Innentasche, nichts. Dann muss ich wohl die Schere zu Hilfe nehmen.

Ein Brief.

Schaut schon etwas älter aus.

Spannend!

Ein Geheimnis. Astas Geheimnis. Hat sie den Brief etwa vergessen?

Ist das aufregend. Ja, ja liebe Asta, so kommen Geheimnisse ans Licht. Da gibt die Großmutter der Enkelin einen Tipp für „böse Mädchen“ indem sie ihr ein Notfallpaket für erotische Abenteuer angedeihen lässt und dann …

Ob ich den Brief öffnen soll? Oder lieber ungeöffnet an Großmutter zurückgeben?

Ach was. Das muss ja alles Schnee von gestern sein. Aber spannender Schnee!

Ein alter Zeitungsausschnitt. Und ein Brief.

Olala! Von Theo …

„Dein Dich auf immer zutiefst verehrender Theo!“

Hatten die beiden eine heiße Affäre? Das kann doch wohl nicht wahr sein, der ist doch mindestens dreißig Jahre jünger! Asta, Asta!

„Geliebte Asta ...“

Nicht sehr originell.

Schöne Handschrift. Schönes Papier. Es riecht sogar nach seinem Herrenparfum. Wie kitschig ist denn das? Aber es passt zu Theo. Ja, durchaus.

Oh, jetzt hab ich fast die Zeit übersehen. Ich sollte los, dann habe ich im Museum noch zehn Minuten für ein eventuell nötiges kleines Spiegelupdate auf der Toilette. Nein, den Brief muss ich noch zuerst lesen. Das muss sein! – Gar nicht leicht zu lesen, diese auf den ersten Blick sehr schöne Schrift… das Gesamt-Schriftbild ist interessant.

Ach, jetzt auch noch ein Telefonat. Das wird eng. Eva! Da muss ich rangehen.

„Eva! Schön, dass du dich meldest, aber ich hab im Moment so gar keine Zeit, ich hab gleich einen wichtigen Termin, zu dem ich auf keinen Fall zu spät kommen darf...“

„Du hast was? Du hast Theo gesteckt, dass ich ... Ich fass es nicht...“

„Weißt du was? Du bist die blödeste Schnepfe, der ich je begegnet bin. Lass mich in Ruhe! Ich will nie wieder etwas von dir hören!“

So eine Kuh! Das hätte ich nie gedacht von ihr! Nie!

Ja, ja, ruf nur an! Mich kriegst du nicht mehr ans Telefon. Wir beide sind fertig.

Der Brief!

„Geliebte Asta,

am Boden zerstört möchte ich mich entschuldigen, dass ich auch nur im Entferntesten daran gedacht habe, dass eine Künstlerin von Deinem Format ...“

OK, ein Liebesbrief würde anders klingen. Immerhin hat Asta sich nicht an Theo vergriffen, ein Kind fast noch damals, nein, ein Student schon. Was hat er wohl verbrochen, dass er sich derart unterwürfig entschuldigen muss?

„..., dass eine Künstlerin von Deinem Format dazu bereit wäre, ein Bild zum Kopieren freizugeben. Bitte lasse meine Jugend und meine Bewunderung für Deine Arbeit als Erklärung dienen, dass ich ein solches Ansinnen an Dich herangetragen habe. Ich versichere Dir aus tiefstem Herzen, dass keine böse beziehungsweise berechnende oder gar bereichernde Absichten dahintergestanden haben. Ich sehe mich tief in Deiner Schuld und schätze mich glücklich, wenn ich jemals – wann auch immer – etwas für Dich tun kann und bitte inständig, mir Deine Freundschaft nicht zu entziehen.
Dein Dich auf immer zutiefst verehrender
Theo“

Unglaublich. Theo wollte Astas Bilder kopieren!

Dieses ständige Telefongeklingel macht mich fertig!
„Ich sagte, du sollst mich nie wieder anrufen, Eva! Ich zeig dich wegen Stalking an! ...“
„Oh, nein... Entschuldige... Theo! Ich dachte, es wäre eine Freundin. ...“
„Ich brauche nicht zu kommen? Unser Termin ...“
„Du hast es dir überlegt? Was überlegt? Was heißt das? Du feuerst mich? Ohne vorher meine Sicht der Dinge zu hören? Theo, das kannst du nicht machen! Theo, lass dir doch erklären … Denk an Asta! Theo?... Theo?... Hallo? …“
Aufgelegt.
Das gibt es doch nicht. Das ist doch nicht fair. So ist Theo doch nicht, dachte ich. Na also. Ihm ist nur das Telefon aus der Hand gerutscht oder irgend so etwas.
„Theo! ...“
“ Schrei mich nicht an! Ich weiß, dass du...“
„Wirklich?! Das ist ja ... Du bist ein ... Das ist ja großartig, Theo! Du wirst es nicht bereuen, ich schwör es dir! Bei meiner Großmutter! Ja! Ja, die ist mir heilig! Ja! Du kannst auch weiterhin Asta zu mir ...“

„Nein? Du willst mich bei meinen richtigen Namen rufen und ...“

„Ja, gerne! Sehr gerne gehe ich mit dir zum neuen Japaner! In einer Stunde? ...“

„Ja! Bis dann!“

Ich hab ein Date! Mit Theo. Das ist der Beginn einer neuen Ära. Jetzt geht es bergauf. Ich hab wieder ein Leben. Ein lebenswertes Leben. Jawohl! Aida Solari, nutze deine Chance! Auch ein Theo Senft hat Dreck am Stecken... und wie der genau aussieht, das finde ich schon noch heraus! Und ich fange gleich einmal mit diesem alten Zeitungsausschnitt hier an, der dem Brief beigelegt war.

Kunst-Skandal: Asta Solari beschuldigt Kunstfälscher.

Das ist ja interessant!

Gestern endete der Prozess im Kunstfälscherskandal um Asta Solari, die alle Anschuldigungen gefälschte Bilder als Originale verkauft zu haben von sich wies. Mitangeklagt war der 25jährige Kunststudent Theo S. Man konnte keine eindeutigen Beweise für eine Verurteilung finden, die beiden Angeklagten wurden im Zweifel freigesprochen. Solari erklärte gegenüber der Presse auf jedwede öffentlichen

Ausstellungen in Zukunft zu verzichten, nur ein handverlesenes Publikum dürfe ihre Werke in ihrem Atelier betrachten. Damit will sie sich vor Kopisten wie Fälschern schützen.

So war das also! Das war also das unantastbare Geheimnis. Seltsam, dass es online nirgends aufscheint. Gut, der Artikel ist uralt. Aber das hat sie schlau gemacht: Nie mehr zum Thema gemacht, die Flamme klein gehalten und trotzdem hat sie sich einen großen Namen machen können. Auch eine Kunst – und nicht die geringste.

Asta, du bist wirklich unschlagbar. Aber ich werde es trotzdem versuchen, nach dem, was ich jetzt weiß, umso mehr!

Diese beiden Dokumente sind nun mein Schatz und ich bin gespannt, ob Theo ihn zu würdigen weiß – sollte es nötig sein, ihn einzusetzen. Jedenfalls werde ich meine neue Chance nützen, so viel steht fest.

Aida Solari, der neue aufgehende Stern am Galerienhimmel läutet mit ihren einzigartigen Gemälden einen völlig neuen Stil der modernen Malerei ein! Ihre Bilder heben den Betrachter in Sphären …

Meine Güte, dieses Telefon läutet aber wirklich immer im falschen Moment.

„Theo, ich habe mich besonders hübsch gemacht und ich freue mich schon auf...“

„David! ...“

„Theo geht dich nichts an! ...“

„Nein! ...“

„Nein, das werde ich nicht. Es interessiert mich nicht. Dein Russe mit dem Kandinsky nicht. Der Auftrag zu einer sogenannten „Kopie“, die du zur Fälschung degradierst nicht...“

„Nein, auch der Auftrag zu zwei „Kopien“ nicht und auch nicht dein Vorschlag, das Original zu verkaufen, statt es dem Besitzer zurückzugeben! ...“

„Verpiss dich, David! Ich lasse mich nicht mehr erpressen. Von dir nicht und von sonst niemandem. Theo geht dich nichts an. Und auch sonst geht dich mein Leben nichts mehr an! Und wenn du jetzt nicht augenblicklich damit aufhörst mich unter Druck setzen zu wollen, dann verpfeif ich dich mit ebendiesem großartigen neuen Coup ...“

„Das ist nicht ladylike? Gut so! Ja! Ich habe dazugelernt. Ich habe probiert, geirrt und viel gelernt. Und ich weiß nun

auch die Währung „Wissen“ einzusetzen: Niemand wird mich jemals wieder „benutzen“. Niemand! Tschüss!“

Das hat jetzt richtig gutgetan. Das fühlt sich nach Schlussstrich an. Aber so richtig.

Den Blazer brauch ich nicht, ich nehme die leichte Jacke, die ohnehin besser zu meinen neuen high-Heels passt. Eigentlich Sitzschuhe. Egal, ich nehm ein Taxi.
Auf ein schönes neues Leben, Aida!

***

3 EDINA - Die Puppenmacherin

Pest oder Cholera? - Anwaltsbrief oder Vermieterpost?
So ein Kuvert aus dem analogen Briefkasten riecht frisch. Holzig. Druckerschwärze. Kleber…
Ich mag Papier – es riecht immer anders, aber fast immer nach etwas Neuem, Unerwartetem; es nimmt mich in Gedanken mit in eine Zukunft, einen Neuanfang.
Ja, es gibt auch altes Papier. *Der* Geruch erzählt natürlich etwas anderes, lädt aber auch auf eine Reise ein. Iimmer tut Papier das. Selbst ein leeres Blatt.

Warum habe ich eigentlich noch nie eine Puppe aus Papier gemacht? Das muss ich versuchen. Das Papier aus Pflanzenfasern selbst schöpfen, aus Schilf vielleicht … oder aus Blumen? Vielleicht sogar beides?
Gute Idee!

Wer bekommt heute noch Briefe?
Ich glaube, ich werde wieder damit beginnen, Briefe zu schreiben. Es ist etwas ganz anderes, sich an den Tisch zu setzen, einen passenden Stift, womöglich eine Füllfeder auszusuchen und den Stift zum ersten Wort anzusetzen.

Liebe… oder Lieber…
Schon mit diesem „Lieber“ beginne ich in eine völlig andere Welt einzutauchen. Alles rundherum rückt in den Hintergrund. Ich bin dem Menschen nahe, dem ich schreibe, ein ganz intensives Gefühl verbindet uns über die Entfernung hinweg, viel unmittelbarer, als am Rechner bei einer E-Mail oder am Smartphone. Die Hand, die schreibt, die Gedanken, die über den Hals, die Schulter, den Arm, die Hand und den Stift aufs Papier fließen, alles ist, ich weiß auch nicht, mehr in der Realität, im Leben?

Da fällt mir mein allerliebster Liebesbrief ein, der einzige, den ich jemals von Valentin bekommen habe. Ich habe ihn heute noch, den Brief – den Valentin ja leider nicht mehr. Ein Brief von einem Mann! Seltenheitswert hat so etwas. Ich weiß genau, was drinsteht.
Er fängt an mit: *„Mein liebster Sonnenstrahl, wenn du mich küsst geht in mir ein warmes Licht an, von dem ich mir wünsche, dass es niemals mehr erlischt …“* Dieser Wunsch hat sich als Seifenblase entpuppt. Plopp! Schon nach fünf Jahren wurde es immer dunkler in unseren Herzen bis unser heißes Liebesnest sich anfühlte als wäre man im eisigen

Sibirien – und schon hat ein anderer Sonnenstrahl seine Lust gekitzelt.

Valentin.
Mein Valentin.

Er war schon der richtige Mann für mich – nur zur falschen Zeit. Vielleicht.
Außerdem ist das so eine Sache: zur Schattenfrau muss man geboren sein. Ich bin es nicht. Ich brauche dieses Exklusivrecht an Nähe.

Ich wollte über meinen Schatten springen. Bekanntlich geht das physikalisch gesehen aber gar nicht – im übertragenen Sinn auch nicht. Nichts als ein blöder Spruch, der einem suggeriert, dass Unmögliches sehr wohl möglich sei. Bullshit!

Ja, er war liiert.
Und sehr begabt darin, mir das zu verschweigen. Heute kann ich es selbst kaum glauben, dass mir das passiert ist. Dass ich es einfach nicht gemerkt habe. Ich dachte, gut. Er will sein unabhängiges Leben nicht aufgeben. Nur hin und

wieder Gemeinsamkeit. Es hat mich nicht weiter gestört, bin doch auch ich ganz gerne für mich. Es war perfekt! Eigentlich.
Wie ich ihm dann doch auf die Schliche gekommen bin?
Ja. Das war … Ich wollte es zuerst gar nicht glauben. Nicht nach den Jahren voller Liebe, Freude, Eierkuchen. Nicht so… Ich…

Also der Reihe nach: Valentin hatte Geburtstag und ich hatte wieder einmal kein Geld für irgendein tolles Geschenk á la Romantik-Wochenende für zwei; nicht einmal für ein Candlelight-Dinner der Luxusklasse. Und weil solcherlei Not erfinderisch macht, schenkte ich ihm eine Picobello-Autoreinigung – innen und außen. Dazu muss man wissen: Valentins Auto war gleichzeitig sein liebstes Hobby.
Ich legte mich ins Zeug. Hochpersönlich natürlich, was sonst. Eine Diamant-Reinigung in der Waschstraße stand am Beginn, inklusive Fußmatten raus, absprühen, trocknen lassen. In der Zwischenzeit dann Innenraum-Saugaktion. Und dabei entdeckte ich eine kleine, blaue Sandschaufel unter dem Beifahrersitz! Zuerst dachte ich mir nichts dabei. Meine Güte, so eine kleine Kinderschaufel! Dafür gibt es eine Million Möglichkeiten an Erklärungen: Das Kind einer

Nachbarin, der Schwester – nein Valentin hatte keine Schwester; dann eben des Bruders, nein, er hatte auch keinen Bruder und somit auch keinen Neffen und keine Nichte. Aber vielleicht der Nachwuchs einer Kollegin? Ich kam jedenfalls bei Weitem auf keine Million an Erklärungen und außerdem konnte ich mir nicht wirklich vorstellen, dass er freiwillig ein sandkastenfrisches Kind in seinem „heiligen" BMW X… was weiß ich, transportieren würde. Wessen Kind war das also gewesen? Das musste eine quasi „wichtige" Person gewesen sein. Jedenfalls ging mir diese Sandschaufel nicht mehr aus dem Sinn.

Dieser Geburtstagsabend war der Anfang vom Ende unserer Sonnenstrahlbeziehung. Valentin versuchte sich herauszureden: Das Corpus Delicti muss schon seit Ewigkeiten unterm Beifahrersitz gelegen sein. – Nicht ganz nachvollziehbar, so penibel, wie er sein Auto pflegte. Vielleicht ist die Schaufel der Kollegin aus der Handtasche gerutscht, als er sie zu einem Termin mitnehmen musste. – Ja, genau. Frau hat immer das Sandspielzeug des Kindes in ihrer Tasche – bitte, wer soll das glauben?

Schließlich kam es ans Licht: Das Schaufelchen gehörte Max, Valentins viereinhalbjährigem Sohn. Zu Max gehörte auch Sabrina, die Mutter. Und nach langem Bohren und

Insistieren kam auch das Geständnis, dass die drei in einer aufrechten Lebensgemeinschaft in einem Reihenhäuschen am Stadtrand lebten.
Es hat mich umgehauen.
Ich war verzweifelt.
Valentin auch.
Er behauptete mich zu lieben.
Ich ihn auch.
Wir hegten dieses fragil gewordene amouröse Pflänzchen zärtlich, Valentin düngte es mit kleinen Aufmerksamkeiten. Er organisierte sogar eine Ausstellung für mich. – Meine erste Ausstellung in einer kleinen Boutique! Ich hab sogar verkauft. Gar nicht wenig, zehn der kleinen textilen Skulpturen waren weg wie nix! – Wir fuhren ein paar Tage ans Meer. Aber es fühlte sich nicht mehr richtig an.

Ich konnte nicht mehr arbeiten, wie ich es mir vorgestellt habe. Die Gedanken schweiften ab, die Planzeichnungen waren belanglos, die Hände fahrig und unkontrolliert.
Die Puppen wurden wütende Hexen, böse Zauberinnen, hässliche Xanthippen oder einfach nur traurig-schaurige Gebilde, die nicht einmal ich anschauen mochte. Herzuzeigen waren sie schon gar nicht. Zumindest nicht zu dieser Zeit.

Sie waren zu ehrlich. Zeigten zu viel von meiner Verzweiflung.
Nach und nach vereiste die schon erwähnte Kälte einfach alles. Schließlich brach der angehäufte Eisberg entzwei und Valentin schwamm auf einer Eisscholle davon – samt einer neuen Geliebten.
Arme Sie.
Arme Sabrina.
Noch viel ärmeres Ich.

Lange her.
Ich bin noch immer traurig. Und enttäuscht. Auch, nein vor allem über meine Blauäugigkeit.
Fünf Jahre!
Was bedeutet es, dass ich nichts gemerkt habe, das habe ich mich immer wieder gefragt. Die Conclusio: Wahrscheinlich bin ich einfach nicht der klassische Beziehungstyp. Ab dem Zeitpunkt wurde ich mehr und mehr zur Schnäppchenjägerin: Mitnehmen, was sich bietet und wenn es beziehungsweise *er* nicht mehr taugt, dann ab auf den Second- oder Mehrhandmarkt.
Bitter?
Nein, bitter ist das nicht.

Es ist einfach unkompliziert. Genau. Unkompliziert. Für mich passt das gut jetzt.
Ja, vielleicht sind es saure Trauben, die ich da kultiviere. Aber für den Moment ist es gut. Wenn ich irgendwann mehr brauchen sollte, kann ich mich ja darum kümmern.

Das Kuvert riecht völlig harmlos. Klar. Das Papier kann ja auch nichts für den Inhalt.
In Anbetracht der beiden Absender ahne ich Unangenehmes: zumindest *eine* Katastrophe.
Wahrscheinlich macht der Maier seine Drohung wahr: Ich muss hier raus. Und da ich nicht freiwillig gehen kann und werde, versucht er es per Räumungsklage, was im Klartext heißt: ich habe noch zwei Monate, um die Mietrückstände zu bezahlen – zur Gänze zu bezahlen.
Zwei Monate!
Aber wovon?
Und wenn ich das nicht schaffe, dann steh ich in maximal drei Monaten auf der Straße.
Auch so eine Situation, von der ich nie im Leben gedacht hätte, dass sie je etwas mit mir zu tun haben könnte.
Viel Geld hatte ich nie. Aber das stand auch nie an erster Stelle, ist mir bis heute nicht wichtig. Hauptsache ich kann

machen, was mich interessiert. Was mich wirklich interessiert.

Wohin mit euch Puppenkinder? Meine Schätze. Meine Kreaturen? Meine Formosas.
Keine Ausstellungen – kein neues Zuhause für euch – kein Geld für Miete und neues Material für die vielen Ungeborenen, die in mir noch darauf warten, das Licht der Welt zu erblicken. Um die Menschen zu erfreuen, zu motivieren, zu mahnen, sie zum Lächeln und zum Staunen zu bringen, Gefühle zu wecken und sogar zu legitimieren. Die meisten von euch werden völlig unterschätzt: Einfach als Behübschung und Deko gesehen. Aber ihr seid so viel mehr! Ihr seid Kunstwerke. Kunstwerke, die in Menschen etwas auslösen, das durch nichts anderes in ihnen ausgelöst werden kann. Erinnerungen, Mitgefühl, Demut, Liebe… Durch euch werden Gedanken in Gang gesetzt, die sich manche Menschen sonst gar nicht erlauben, die verschüttet im Inneren schlummern und von denen so mancher gar nicht weiß, dass er sie hat…

Und mit mir?
Was soll mit mir geschehen?

Mit meinem Tun?

Wenn wir hier raus müssen?

Ich brauch diesen Brief eigentlich gar nicht zu öffnen. Also nehme ich den anderen.

Vielleicht ein Lottogewinn?

Die Benachrichtigung, dass die berühmte Tante aus Amerika unerwartet verstorben ist und mir Millionen vermacht hat? Oder hab ich wieder einmal irgendwo falsch geparkt und es ist eine blöde Besitzstörungsklage?

Die Leute werden ja immer rabiater mit ihrem Besitzschutz. Manche leben angeblich schon davon, Leute anzuzeigen, wenn diese ihr Auto oder auch nur ihr Mofa oder ihr E-Bike widerrechtlich auf ihren persönlichen Parkplatz stellen. Ist neulich meiner Freundin Anna tatsächlich passiert! Sie parkt ihr Auto, um schnell in die Bäckerei zu schlüpfen und einzukaufen. Keine fünf Minuten später kommt sie zurück und da steckt ein Zettel hinter dem Scheibenwischer: Ein Erlagschein samt Schreiben, dass sie innerhalb einer Woche 450 Euro zahlen könne oder sie bekäme eine Besitzstörungsklage. Zu sehen war weit und breit niemand mehr. Fünf Minuten! Das ist ein einträgliches Geschäft, oder? – Also mir wäre so ein Aktionismus viel zu blöd. Selber schuld. Könnte ich Menschen so behandeln, hätte ich Geld wie Heu und sicher keine Räumungsklage am Hals. Ich würde bestimmt auch ein bisschen komfortabler residieren und arbeiten. Na ja, träumen darf man. Aber Fakt ist, dass ich froh sein muss, wenn ich das hier halten kann.

Also, was will denn dieser Anwalt?

Das…

Das ist doch …

Das ist doch einfach nicht wahr! – Das ist doch einfach gelogen!

DAS. IST. NICHT. WAHR!

Entschuldigung!

Entschuldigung.

Ihr Formosas könnt gar nichts dafür. Es tut mir leid.

Es ist nur … Das kann doch nicht… Das ist einfach…

Was mach ich denn jetzt?

Das kann ich doch nicht auf mir sitzen lassen. – Auf euch auch nicht.

Menschen gibt es. Es ist kaum zu glauben.

Schon als sie das erste Mal ins Atelier gekommen ist, damals, bei diesem Workshop. Ihr erinnert euch?

Ich hatte damals schon so ein Gefühl, dass mit der etwas nicht stimmt!

Annabell Richter, Nomen est Omen, oder was? Diese Schnepfe!

Ich weiß noch, sie war nicht die begabteste Nadelschwingerin in der Gruppe. Hat ständig die eine Kollegin um Hilfe gefragt und eine andere um Unterstützung – nichts hat die selbst gemacht. Ständig hat sie andere für sich eingespannt. Ich habe ihr gesagt, dass die anderen Teilnehmerinnen gerne ihre eigenen Kreationen bearbeiten, damit weiterkommen möchten und nicht ständig an ihrer Figur arbeiten sollen. Schließlich sei sie ja gekommen um selbst etwas zu lernen, nicht um andere für die eigenen Aufgaben einzuspannen.

Erfolglos.

Die eine und andere Frau hat dann irgendwann abgelehnt ihr weiter zu helfen und als die Zeit knapp wurde, bin ich eben eingesprungen. Ich wollte sie nicht ohne Püppchen nach Hause schicken.

Ja, eine positive Bewertung für den Workshop wollte ich natürlich auch; schließlich verdien ich mehr als die Hälfte meines Einkommens mit solchen Kursen und da will ich es mir mit den Veranstalterinnen nicht verderben, die sich für eine neuerliche Buchung auf die positiven Bewertungen der Teilnehmerinnen verlassen. Bisher waren erst drei Puppenmacherkollegen bei einem meiner Workshops, ganze drei Typen! Mit sehr inspirierenden, anders gedachten Ansätzen – durchaus eine Bereicherung.

Ja, eine sehr weiblich besetzte Kunst, schließlich geht es um etwas ähnliches wie das Gebären, nicht körperlich zwar, aber mental schon, irgendwie – vielleicht deshalb. Auch das bevorzugte textile Material wird eher Frauen zugeschrieben. Dabei muss eine figurale Skulptur keineswegs nur textil gestaltet werden. Wer zieht die Grenze zwischen Puppe und Figur, Handwerk und Kunst? Der Markt, das Publikum, die Ausbildungsstätten?

Tja, also habe ich Annabells Puppe korrigiert, adaptiert, ein bisschen aufgepeppt und ihr Charakter gegeben, immer mit ihrem Einverständnis; hab ihre Ideen miteingebaut.

Bitte, das muss man sich einmal vorstellen, sie wollte doch tatsächlich sieben Finger aber nur einen Arm! Auch den Hipster-Bart hat ihre Figur bekommen, ebenso ein angedeutetes männliches Geschlechtsteil – und selbstverständlich auch die sehr ausladenden Brüste. Eine Figurine darf alles darstellen, es darf jede Fantasie ausgelebt werden, quer- und queerdenken ist erwünscht. Das finde ich schon gut. Diese Offenheit ist mir wirklich wichtig.

Die Einarmigkeit hat mich dazu inspiriert, eine neue Puppenserie zu gestalten, jene Formosa-Serie, die Figuren mit Handicap zeigen. Ohne oder mit nur einer Brust, einem amputierten Bein, mit Glatze – so funktioniert Inspiration nun einmal. Das hat nichts mit Kopieren zu tun. Als Künstlerin bin ich mit einer Situation konfrontiert und ich interpretiere sie in meiner Arbeit. Nicht weniger. Nicht mehr. Das ist kein Plagiat sondern eine Transformation einer konfrontativen Imagination.

Aber zurück zu Annabell Richter: Ich hatte das Gefühl, dass sie mich mit ihren spontanen Eingebungen ausschließlich provozieren wollte. Sie wollte, dass ich zu irgendeiner ihrer Ideen „nein" sage. Aber das gibt es bei mir nicht. Sicher nicht! Jede und Jeder darf seine Figuren gestalten wie er oder sie es möchte. Da werte ich nicht.

Es ist eine so erfüllende Arbeit, man hilft einem Wesen auf die Welt zu kommen. Einem Wesen, das in irgendeiner Form Teil von einem selbst ist. Jede und Jeder hat ja ganz viele Teile in sich, wie ein Puzzle sind wir Menschen. Und

genau so viele Figurinen haben wir in uns. Diese ans Licht zu bringen ist eine unglaublich schöne Erfahrung.
Und heute bekomm ich einen Brief von ihrem Anwalt, der mir eine Unterlassungsklage androht.

Na, meine Schöne?
Du bist ein Plagiat, behauptet diese Annabell.
Du seist *ihr* Design, meint der Anwalt.
50.000 Euro Schadenersatz wollen die! Das ist, also das ist ein Betrag! Sie könnten genauso einen Phantasiebetrag über eine Million fordern. Es ist Utopie.

Abgesehen davon, dass der Vorwurf lächerlich ist. Annabell ist meine Kreation und hat mit der Workshop-Puppe von damals nur mehr wenig gemein. Ansätze vielleicht. Den fehlenden Arm, ja.

Einen solchen Betrag zu fordern ist einfach – unglaublich! Da kann ich mich nicht einmal mehr ärgern. Das ist ein Witz. Einfach völlig illusorisch. Wer setzt denn einen solchen Wert fest? Das ist doch völlig aus der Luft gegriffen.
Es gibt Sammlerpuppen, die hunderttausende von Euro erzielen, historische Porzellanpuppen samt Köfferchen und

Ausstattung, ja. Zum Beispiel eine von Kämmer & Reinhardt, die bei einer Auktion in London um umgerechnet 233.000 Euro über den Tisch ging. Auch eine Barbiepuppe samt Diamantcollier ging um 220.000 Euro weg. Aber Annabell! Sie ist toll, aber das Zeug zur Luxuspuppe hat sie bei Weitem nicht!

Das ist auch nicht mein Ziel. Ich sehe die Kunst in der Charakteristik der einzelnen Puppen, in dem, was sie auslösen, anstoßen – nicht in ihrer Makellosigkeit sondern in ihrer Disperfektion. Und es ist ja immer noch diese Glattheit, die bei den Sammlerpuppen maßgeblich ist, oder auch, wer die Vorbesitzerinnen waren. Nein, meine Puppen sollen Lebensbegleiterinnen sein, sie sollen mit ihren Besitzerinnen leben, so wie die Kunst an der Wand. Sie sollen den Alltag bereichern. Trösten. Anstoß geben. Geheimnisse bewahren. Motivieren. Was auch immer!

Wenn ich so eine Figur in Händen halte, dann entwickelt sich da eine Beziehung. Jede für sich hat eine eigene Persönlichkeit. Fordert heraus, beruhigt, regt an – je nach ihrem Gegenüber. Fast wie ein menschliches Wesen. Wenn man es denn zulässt, dann ist sie eine Art Freundin.

Vielleicht habe ich den Fehler gemacht, zu viel von mir in Annabells Puppe hineinzugeben? Hat sie zu viel von meiner eigenen Verfassung, meiner Laune, meinen Gedanken, Träumen und Wünschen in sich vereint? Hat sie zu wenig von Annabell Richters Energie eingearbeitet bekommen? Sind sich die beiden Figurinen zu ähnlich? Gut, der Name ist eventuell verfänglich. Warum habe ich meine Formosa ohne Arm ausgerechnet Annabell genannt. Eine Reminiszenz an die Ideengeberin? Ganz unbewusst? Möglich. Aber darüber hinaus bin ich mir wirklich keiner Schuld bewusst. Nein. Nein, in einem Workshop versuche ich doch alles, damit die Teilnehmerinnen all das in ihre Werkstücke einfließen lassen, was ihnen wichtig ist. Ich halte mich da heraus. So war es auch bei Annabell .... Erst hier, als *meine* Annabell entstand, da habe ich ihr natürlich meine Befindlichkeiten und Gedanken angedeihen lassen.

Ich weiß noch ganz genau, wie ich im Workshop Schnitt, Farben, Gesicht alles vorgegeben habe, weil die Richter so ein Theater gemacht und gemeint hat, sie will nicht ohne eine Puppe aus dem Workshop gehen. So eine falsche Schlange!

Natürlich sollte sie nicht ohne rausgehen! Natürlich war es ihre Puppe.

Nicht nur der Bewertung wegen! Es hätte auch an meiner Ehre gekratzt, wenn eine Workshop-Teilnehmerin nichts zuwege bringt. Schließlich würde es so aussehen, dass ich nicht imstande wäre, jemanden zu zeigen, wie er sich eine Puppe baut. Das wäre doch gelacht, nicht wahr.

Danach hast du das Licht der Welt erblickt, Annabell. Nicht besonders hübsch, mit nur fünf Fingern und einem Arm, ohne Bart dafür mit schönen, großen Brüsten.
Du hast keinen rechten Arm.
Du bist Niemandes rechte Hand.
Du machst alles mit Links.
Diese Minimalausstattung reicht dir,
um die Kinder zu beschäftigen und zu trösten;
den Haushalt zu schmeißen;
im Homeoffice Geld zu lukrieren;
den Partner zu befriedigen;
alles mit Links.
Du bist wundervoll indem du bist wie du bist.
Ja, du hast deinen individuellen Charakter. Nein, du bist Annabell Richters Puppe überhaupt nicht ähnlich.
Geht es tatsächlich um den Namen Annabell?
Wir werden sehen.

Was mach ich jetzt?

Rauswurf hier – Plagiatsklage da!

Mehr brauch ich nicht, um unglücklich zu sein.

Oder?

Oder?

Oder ist das alles tatsächlich Grund genug, um den Kopf hängen zu lassen, sich selbst hängen zu lassen?

Ja.

Schon.

Irgendwie.

50.000 Euro.

Plus Mietschulden.

Ich gebe auf.

Viele leben ja einfach nur weiter, weil sie Angst vor dem Sterben haben... nicht vor dem Tod an sich, sondern vor diesem biologischen Vorgang des letzten Atemzuges und allem, was unmittelbar davor geschieht: Krankheit, Schmerzen, Hilflosigkeit.

Woher kommen denn diese Gedanken so plötzlich?

Das bin doch nicht ich!

Nein, ich lass mich nicht emotional ins dritte Untergeschoß ziehen.

Ich fang neu an.

Aber was?

Ja, was denn?

In meinem Alter gibt es keine halbwegs aussichtsreichen neuen Abzweigungen am Weg mehr.

Nie hätte ich für möglich gehalten, dass ich einmal diese Gedanken hegen könnte. Alles war für mich immer offen, möglich, denkbar. Konsequent weitergedacht bedeutet es nun aber, dass ich wohl den eingeschlagenen Weg weiter ausbauen sollte.

Aber wohin soll er führen?

Wieder so ein Stehsatz, der nicht stimmt: „*Es ist nie zu spät neu zu beginnen!*“ Wer spät neu beginnt kommt nämlich nicht mehr weit. Ehrgeiz kann man sich schenken.

Andererseits, Edina!

Andererseits hast du doch gestern eine Sternschnuppe gesehen. Eine Sternschnuppe in Form einer Einladung; einer Einladung, die du dir schon so ewig lange erträumt hast!

Eine Einladung, die zeigt, dass dein Weg noch weitergeht. Dass es sich lohnt, ihn weiter zu gehen. Du fährst zur Figure-Art nach London! Du musst dir nicht einmal Gedanken um die Fahrt- und Unterbringungskosten machen. Alles inklusive.

Ja, ja.

Hej!

Was ist mit deiner Freude von gestern passiert?

Verschüttet?

Verworfen?

Eingestampft?

Unter der Last der wirtschaftlichen Unwägbarkeiten unter den Teppich gerutscht?

Wach auf Edina!

Genieß deinen Erfolg! Du bist endlich da angelangt, wo du immer hinwolltest. Du wirst als Künstlerin gesehen. Du wirst anerkannt. Du bist endlich dabei! Mitten drin, nicht irgendwo als Zaungast daneben. Es ist kein Gnadenakt für eine Puppenmacherin in prekärer Situation, nein, es ist eine Ausstellung, ein Wettbewerb, bei dem du dich mit anerkannten Größen deiner Kunst messen kannst. Vor den Augen der Welt!

Sei glücklich! Das bist du dem Universum jetzt schuldig!

Genieße den Olymp der Puppenkunst. Nimm den Sternenstaub und schütte ihn über dich und deine Schätzchen hier. Sie haben es verdient und du hast es verdient. Und du weißt das. So ein Tag kommt nicht so bald wieder. Genieße den Moment – so wie du es dir immer vorgenommen hast. Es ist dein Augenblick, den dir niemand nehmen kann! Und ab sofort kommt noch viel mehr! Wenn du einmal bis hierhergekommen bist, dann geht es erst so richtig los! Es wird toll! Du hast es geschafft!

Tanze, lache, liebe, lebe!

Und dann?
Weiter mit Tanzen, lachen, leben – und arbeiten!

Es fühlt sich irgendwie nicht nach Glück an.
Nein, so stimmt das nicht.
Es ist toll, ja. Aber irgendwie habe ich immer gedacht, es wird mich vor Glück umwerfen. Es wird mich tatsächlich glücklich machen.
Aber jetzt?
Ich weiß nicht …
Es ist mir eigentlich doch nicht so wichtig.

Es ist mir egal.

Es löst nichts in mir aus. Nicht so richtig, nicht so, dass ich eine Energie in mir spüre, die alles andere in den Hintergrund rückt. Eigentlich, ganz ehrlich – es ist mir sogar ein bisschen lästig.

Anstrengend, fühlt es sich an.

Vielleicht habe ich zu lange darauf gewartet?

Warten müssen?

Ich bin keine zwanzig mehr, keine dreißig; ein Alter, in dem noch alles vor einem liegt. Jeder Tag ein neues Abenteuer, eine neue Verheißung, voller Möglichkeiten, Erwartungen, Versuchungen, Wünsche, Ziele.

Es liegt nicht mehr so viel vor mir.

Ich habe Angst.

Angst vor Beurteilung, Kritik.

In meinem Alter muss man es bereits geschafft haben. Was auch immer das bedeutet. Als Newcomerin darfst du nicht älter als 30 sein. Bist du an Jahren darüber wirst du lächerlich. Es gilt der Tenor, dass sich Qualität schließlich durchsetzt – und wenn nicht, ist es keine Qualität oder zumindest nicht in deiner Lebenszeit – vielleicht zeigt dann die Geschichte, wenn es doch Qualität war. Nur selber hast du nichts mehr davon, wenn du die Karotten von unten zählst. – Oder du brauchst eine entsprechende finanzielle Basis, die richtige Familie, und wenn du bis ins dritte Jahrzehnt niemanden von dir überzeugen konntest, dann: „Tschüss!"

Gesetzt den Fall, ich möchte … ja, was könnte ich mir denn vorstellen nun neu anzufangen?

Ein Psychologie-Studium vielleicht.
Davon träumen viel zu viele, Edina. Davon, die Menschen zu verstehen. Nein. Das dauert viel zu lange – wovon willst du während dieser Zeit die Miete zahlen. Bis du fertig bist, bist du schon viel zu alt, um dir eine Praxis aufbauen zu können.

Archäologie!
Das würde mich auch noch sehr interessieren. Ich könnte mich vielleicht als einfache Schaufel- oder Scherbenabpinselassistentin bewerben. Etwas zu finden, das über tausende von Jahren in der Erde versteckt war und das uns die Geschichte erzählt, die sich vor Urzeiten abgespielt hat. Das hat schon was. Es ist magisch: da liegt eine Gürtelschnalle Jahrhunderte in der Erde verborgen, niemandem fehlt sie

und plötzlich wird sie zu einem Schatz der Geschichtsschreibung.
Eigentlich ist es ja mit allem so. Der Wert liegt gar nicht im Material. Der Wert liegt in der Idee, die wir Dingen zugrunde legen. Und im Umgang damit. Auch im Umgang mit den Menschen. Der Wert liegt im Denken und im Fühlen.
So ist das.
Dieser Gedanke fühlt sich richtig an. Und erzeigt mir auch, wie gut es mir geht. Ich darf machen was mich interessiert. Mein Denken und Fühlen in die textilen Skulpturen einarbeiten. Und wer sie betrachtet, darf wiederum spüren, was sie in ihm oder ihr zum Klingen bringen. Das ist ihr Wert.

Ich befürchte, ich glaube nicht mehr an das Glück, an Schicksal.
Ich glaube an die Arbeit. Ehrliches, stetiges, kontinuierliches Entwickeln, Streben, Arbeiten. Nichts anderes zählt.

Komisch. Aber ich denke wirklich so.
Das Glück ist das Arbeiten, das Tun – nicht das Geschenkte.
Auch nicht das vom Universum Geschenkte.

Natürlich bekommst du vom Universum nur geschenkt, was du dir verdient hast. So gesehen ist es nicht Glück, sondern Lohn. Der Lohn, den du dir erarbeitest, den darfst du getrost in Empfang nehmen, Edina.
Die Einladung zur Art-Figure hast du dir erarbeitet. Du darfst drauf stolz sein. Sie bedeutet, dass du auf dem richtigen Weg bist, nicht mehr, nicht weniger. Das ist es, was dich so ruhig macht und was dich nicht euphorisch sein lässt. Du freust dich leise.
Vielleicht hält diese Freude aber auch länger an als jeder überbordende Gefühlsausbruch.

Und nach dem Wettbewerb, nach der Ausstellung?
Wo willst du dann hin?
Was willst du erreichen?
Ruhm?
Unsterblichkeit?
Lächerlich.

Arbeiten und irgendwie Geld auftreiben. Geld zum Leben.
Das Geld.
Irgendeine Form von Geld.
Tauschen.

Was tauschen?

Mit wem tauschen?

Wie komm ich aus diesem Schlamassel raus?

Nicht mit Jammern und verzweifeln, jedenfalls.

Moment. Ich hab eine Idee, vielleicht hilft mir das weiter. Ich spanne einen Faden, meinen Lebensfaden quasi, hier durch den Raum. Ein Ende knüpfe ich um das Tischbein, das andere um ein Stuhlbein.

So.

Ich bin nun, sagen wir hier in der Mitte.

Die Mitte des Lebens. Aber wo ist die Mitte, wie alt werde ich wohl werden? Irgendetwas zwischen 80 und Hundert? Ganz schön schwammig – bitte, zwanzig Jahre plus oder minus ist doch ziemlich viel Lebenszeit. Aber egal, bleib bei diesem Bild, Edina: Vielleicht ein bisschen mehr rechts schon, ein bisschen nach der Lebensmitte, ein Stückchen über die Mitte des Lebensweges habe ich geschafft. Eigentlich bin ich doch ganz gut vorwärtsgekommen.

Habe keine großen Schäden verursacht, niemanden getötet, nicht gröber verletzt…

Ich bin mit der Einladung zur Art-Figure – gut, das hätte wohl schon etwas früher sein können; wieder typisch Frau, ewig dieses streng-mit-sich-ins-Gericht-gehen. Ich hätte offensiver kämpfen können, mich in den Mittelpunkt stellen, nicht so zaghaft, so Mäuschen, so an mir zweifelnd, mich klein machend sein sollen. Wer „nur" Workshops für Hobbypuppenmacherinnen anbietet, wird selbst als Hobby-Puppennäherin verstanden! Das musst du schon ganz ehrlich zugeben, Edina! Das hast du nicht gut gemacht. Das hast du schleifen lassen. Du hast dich selbst nicht wichtig genug genommen, bist den einfachen Weg gegangen, den Weg, der so direkt vor dir lag. Du bist nicht ins Gestrüpp abgebogen, nicht über Felsen geklettert, nicht …
Nein, das stimmt jetzt auch wieder nicht; da waren durchaus einige Hürden, die du genommen hast. Du hast zwei Kinder großgezogen und du hast zwei Männer zuerst geliebt, dann in die Wüste geschickt, als du merktest, dass sie dir nicht guttun. Das ist auch schon etwas, das machen viele nicht aus Angst, dann vor dem wirtschaftlichen Ruin zu stehen – und sie haben ja Recht; du stehst da genau jetzt. Das hättest du dir sparen können, wenn du durchgehalten hättest. Das Ehefrausein – du hattest kein Talent dafür. Oder hattest du

einfach nur Pech? Das führt jetzt auch zu nichts mehr, lass die Vergangenheit dort wo sie hingehört, hinter dir.
Und dann noch die Geschichte mit Valentin.

Macht nichts, ist eben nicht dein Ding. Aber nun, hier in der Mitte deines Weges vom Anfang bis zu zum Ende, auf diesem weißt du nicht, wie es weitergehen soll?

Eines ist klar: kleinmachen, sich selbst kleinmachen bringt nur Unsichtbarkeit. Du musst dich strecken, Edina! Dich groß machen, laut sein, knallig sein, bunt und aufregend …
Aber wie mache ich das?

Immer noch nicht gelernt?
Immer noch zu feige?
Zu schwach?
Zu unentschlossen?

Geduld.
Wenn ich nun in der Mitte des Weges bin hab ich die Wahl: Zurückgehen, den bekannten Weg zu gehen, die vertraute Strecke, von der ich genau weiß, wie lange ich brauche, wo ich ankomme, woran ich vorbeikommen werde. Ich muss

mich nicht vor Neuem fürchten, ich bin gewappnet für das bekannte Elend, den zu erwartenden Verletzungen kann ich ins Auge sehen.
Wenig verlockend.

Die andere Option ist weiterzugehen, ins Unbekannte, von dem ich nicht weiß wie es aussieht, wie lange ich noch unterwegs sein muss, um irgendwo anzukommen. Ich habe keine Ahnung von dem was mich erwartet, womit ich werde zu kämpfen haben, ob ich es schaffen werde, mit diesem schweren Lebenskoffer den ich mit mir zu schleppen habe, überhaupt weiterzukommen.

Was willst du, Edina?
Bisher bin ich immer brav weiter und weiter und weiter gegangen, auch wenn mein Gepäck immer schwerer und schwerer und schwerer zu wiegen begann.

Ach Edina!
Wo ist endlich ein Wegweiser, der dir sagt, ob du überhaupt auf dem richtigen Weg bist? Ob es wirklich dein Weg ist?
Jede Wanderung teilt man sich in Etappen ein, man weiß, wo und wann man Pausen einlegen wird, hat Proviant und

Wasser mit, um sich zu stärken. Man geht nicht unvorbereitet einfach drauflos.
Manche vertrauen auch auf einen Kompass, heute auf ein Navigationsgerät und du?
Du bist einfach drauflosgestapft.
Behütete Kindheit, Matura, Kunsthochschule und zack … Edina wird Puppenmacherin. Von der Theaterschneiderei ins freie Künstlerinnentum.
Aber ja, du würdest es wieder tun, nicht wahr?
Was bedeutet, dass du auf dem richtigen Weg sein musst. Wenn du meinst, dass du es wieder tun würdest, dann ist es dein Weg.

So weit war ich noch nie in meiner Erkenntnis. Ich habe mich gerade selbst überrascht. Positiv überrascht. Es fühlt sich gar nicht schlecht an.
Ich stehe nur am Anfang einer Kurve oder nein, einer Steigung, von wo aus ich nicht sehen kann, wie der Weg weitergeht.
Ist es klug, vor einer Steigung eine Rast zu halten oder ist es nicht eigentlich besser, die Steigung zu nehmen um dann mit Ausblick auf den weiteren Verlauf innezuhalten?

Was heißt das übersetzt ins reale Leben?
Du brauchst einen Plan, Edina, eine Wanderkarte, eine Routenbeschreibung, die du am besten selbst schreibst. Du bestimmst, wo es lang geht, du allein. Lass dich nicht länger fremdbestimmen. Du willst Anerkennung? Dann warte nicht, dass sie dir jemand zuteilwerden lässt, sondern nimm sie dir. Klopf dir selber auf die Schulter!
Du kannst es nicht?
Dann lerne es!
Jetzt!

Wie gehst du nun die Sache mit Annabell an?
Sie ist deine Kreation. Du hast zig Workshop-Teilnehmerinnen von damals, die bezeugen können, wie das gelaufen ist. Ruf sie an, schreib ihnen eine E-Mail, bitte sie um ihre Aussagen. Damit hast du Rückenwind.
Du nimmst dir einen Anwalt, Edina. Ohne Anwalt …. Oder besser eine Anwältin? Nein, einen Anwalt. Gendergerechtigkeit hat hier keinen Platz, wenn du die Sache aus der Welt haben willst. Klingt hart, ist es auch. Aber das sind die Spielregeln.
Urheberrecht!

Kaum ein Anwalt, der sich damit beschäftigt in der Stadt. Ist wohl zu knifflig, anstrengend und hier in der Provinz nicht sehr einträglich. Gut, dann muss derjenige wohl ein paar Kilometer mehr auf sich nehmen.
Anton Stubinger, Experte für Marken- und Urheberrecht.
Den nehm´ ich mir.

*„Sie haben die Rufnummer unseres Büros gewählt. Es tut uns leid, unser Terminkalender ist mit der Vertretung langjähriger Kunden völlig ausgefüllt. Versuchen Sie es gerne bei Kolleg*innen in dringenden Fällen oder bei uns Anfang nächsten Jahres. Wir wünschen Ihnen alles Gute!“*

Das ist ja einmal eine Ansage!
So schlecht kann also Urheberrechtsvertretung nicht sein.
Dann probiere ich es eben mit Kolleginnen. Das wäre doch gelacht, wenn ich das nicht in den Griff bekomme. Die Erstberatung ist ja wohl kostenlos, da kann ich dann immer noch abwägen, ob ich mit den Aussagen der Workshop-Teilnehmerinnen durchkomme.
Was wenn nicht?
Ach, Edina, jetzt sei nicht schon wieder so negativ, Männer würden das niemals anzweifeln. Augen zu und durch. Diese

Schnepfe wird dich nicht abdrängen! So nicht. Was will sie damit überhaupt bezwecken? Einfach nur kräftig absahnen? Wenn das so funktioniert, dann könnte Jeder Jeden verklagen.
Man sitzt beisammen, plaudert über dieses und jenes. A behauptet, dass seine Henne fünf Eier täglich lege. B erwidert, dass er A sein Auto schenken würde, wenn das stimme. Am nächsten Tag behauptet A, dass B ihm versprochen hätte, ihm sein Auto zu schenken. A verklagt B auf Herausgabe des Autos, denn sie hätten schließlich einen mündlichen Vertrag geschlossen. So einfach, so schlüssig – und abwegig.

Wo ist denn dieser Anwaltsbrief? Da. Ein Verfahren wegen einer Urheberrechtsverletzung hat den sofortigen Rückzug einer Einladung zu einer Wettbewerbseinreichung zur Folge.

Aha! Daher weht der Wind! Woher weiß diese blöde Gans von der Art-Figure?
Wo ist denn die Einladung?
Tatsächlich.

Annabell Richter. Sie nimmt auch teil. Wahrscheinlich mit „meiner Annabell“! Das ist doch nicht zu fassen!
Was mache ich jetzt wirklich?

Ganz ruhig bleiben, Edina. Ganz ruhig. Ganz ruhig. Einatmen. Ausatmen. Einahhhhhhhhhh…
Da hilft kein Yoga, keine Atemübung, kein … gar nichts!

Wenn die Richter meine Annabell eingereicht hat und ich habe Annabell Formosa eingereicht – wo ist das Problem?
Es gibt kein Problem. Alles gut. Alles in trockenen Tüchern. Es gibt keine Überlappung in London. Die Klage darf nur nicht öffentlich werden, das ist alles – das schaffst du Edina!
Und danach?
Nach der Art-Figure, da lässt du es krachen, da zeigst du Muckis. Dein Anwalt, nein du selbst. So springt man nicht mit dir um. So nicht. Die kann sich warm anziehen, die Frau Richter.
Und wenn sie Recht bekommt?
Ach komm! Edina, nicht schon wieder diese Unsicherheitstour. Es ist deine Puppe, dein Design, deine Handschrift! – Im schlimmsten Fall verzichtest du auf sie.

Das wäre Kindesweglegung!

Das wäre ja wie ein Eingeständnis!

Nein.

Du könntest sie verändern.

Nein. Kommt aufs selbe heraus.

Warum verändern? Sie ist anders. Immer schon gewesen.

Annabell bleibt Annabell und sie ist dein Geschöpf. Aus.

Da hab ich nun wieder ein Stück des Weges vorgezeichnet.

Das ist gut. Quasi stehen wir nun auf halber Strecke bergauf.

Die Mietgeschichte muss auch noch geklärt werden. Muss denn alles immer so unglaublich anstrengend sein? Die Miete. Der Maier. Die Miete. Der Maier. Der geldgierige Maier.

Wie krieg ich bis spätestens in drei Monaten sieben ganze Monatsmieten zusammen?

Ich muss mit ihm reden.

Ich mag aber nicht.

Wie der einen anschaut.

Bitte, ich bin eine Frau in mittleren Jahren und beileibe nicht sexy gekleidet, in meinem bequemen und unempfindlichen Werkstatt-Schlabberlook!

Ja, klar, ich sehe immer noch gut aus, aber ich kann auf diesen „na-Püppchen-wie wär´s-mit-uns-beiden“ -Blick verzichten. Der denkt wahrscheinlich auch noch, ich hätte Glück, dass ich ihm gefalle. Noch gefalle. Wie hat er letztens so süffisant gemeint?

„Lang hast nimmer Zeit, dir ein ordentliches Mannsbild ins Bett zu holen!“

Entbehrlich. Das Missverständnis zwischen Mann und Frau schlechthin: Es geht Frau nicht um irgendeinen Typen im Bett sondern um den Mann ihrer Wahl im Bett und auch anderswo. Diesen Irrtum kann man durchaus auch in der Tierwelt beobachten – man beachte das „Liebesspiel“ bei Katzen, Vögeln! Aber egal. Das wird sich wohl nie ändern.

Also mir würde nie im Traum einfallen, ihn damit zu konfrontieren, dass eine Frau eher nicht positiv auf seine ausgebeulten Jogginghosen in Kombination mit dem löchrigen und ausgebleichten T-Shirt reagiert. Schon gar nicht, wenn der drinsteckende Typ auch noch fettig wie eine Speckschwarte glänzt. Aber vielleicht sollte ich. Einfach nur so zum Üben.

Grauslich ist er, der Maier.

Egal. Es geht um die Miete, Edina!

Die Miete. Das sind summa summarum 339 x 7, also 2.723 Euro.

Schon viel.

Sehr viel.

Ich müsste mindestens drei Puppen verkaufen – von den großen.

Unrealistisch.

Galerien abklappern?

Mit der Art-Figure-Teilnahme hausieren gehen, in der Hoffnung, dass es Eindruck macht?

Peinlich.

2.723 Euro…

Vielleicht …

Nein!

Oder doch. Es hilft nichts anderes. Ich muss dem Maier Raten anbieten.

Drei Raten!

Aktuell schulde ich ihm 4 x 339, das sind 1.356 Euro.

Ganz schön viel.

Auf dem Konto ist genau nichts. Das heißt genau genommen Minus – minus viel – auf Deutsch viel Minus, großes Minus.

In meiner Handkasse habe ich noch das Wechselgeld vom Kunsthandwerksmarkt.

56, 50 Euro.

In der Haushaltskasse sind 124,80 Euro und zwei Supermarktgutscheine über jeweils 100 Euro. Das ist soviel wie Bargeld.

Ob der Maier die nimmt?

Dann bleibt mir noch das Guthaben beim Sozialmarkt und mittags geh ich in die Volksküche essen.

Das ist schon einmal eine Monatsmiete.

Trotzdem keine gute Verhandlungsbasis.

Ich muss mir Geld leihen.

Mama kommt nicht infrage, die hat ja selber nichts.

Die Kinder?

Schwierig.

Nein. Das pack ich nicht.

Es sollte eher umgekehrt sein – ich sollte ihnen aus einer eventuellen Patsche helfen können. Bin ich froh, dass beide bodenständige Berufe erlernt und tatsächlich auch Arbeit haben.

Mensch. Maier!

Vielleicht sollte ich die Miete überhaupt herunterhandeln?

Was würde ein Mann in meiner Situation machen?

Sicher nicht so viel Miete für dieses kleine Atelier zahlen. Ein Mann hätte gleich zu Beginn den Preis hinuntergedrückt – wahrscheinlich zu Recht und auch noch erfolgreich. Selbstgeißelung hilft dir nicht weiter. Außerdem brauchst du Geld für London…

Die Bank?

Lachkrampf lass nach.

Wahrscheinlich nicht. Wenn ich da aufkreuze fällt denen sicher ein, dass sie mir den Überziehungskredit auch gleich fällig stellen. Seit fünf Monaten keine nennenswerten Eingänge.

Was mache ich?

Wo würde sich ein Mann Geld borgen? Außer bei der Bank.

Ich hab´s!

Bei jemandem, bei dem er ohnehin schon Schulden hat! Genau.

Ich frag also den Maier?

–

Sicher nicht!

Himmel noch einmal, wie komm ich aus dieser Nummer raus – und zwar nachhaltig! Es ist wirklich zum Verzweifeln. Ich stecke hier so tief im Sumpf, dass ich nicht einmal mehr die Energie habe, mich mit Belinda oder Greta auf einen Kaffeetratsch zu treffen. Ich kann das nicht. Ich kann nicht fröhlich, frisch und lustig mit Freundinnen über Affären, Lippenstift und Gartenbepflanzung plaudern, wenn mir das Wasser bis zum Hals steht. Sicher haben die mich ohnehin schon längst abgeschrieben. Komisch eigentlich, dass sich keine meldet.

Egal.

Besser so.

Ich hätte ja doch nur irgendeine fadenscheinige Ausrede erfinden müssen, warum ich nicht auf nächtliche Streifzüge durch unsere Lieblingsbars mitkomme. Schwamm drüber. Wenn ich wieder bei Kasse bin, schmeiß ich eine Party und alles ist gut. So sind sie, meine Mädels. Nicht die besten Freundinnen, aber auch nicht die schlechtesten.

Stopp.

Da war doch etwas! Was hat Anna das letzte Mal so nebenbei gemeint?

Genau!

Ich soll meine Puppen einfach ins Pfandleihhaus bringen. Da bekomme ich gutes Geld dafür und brauch nicht bei der Bank herumbetteln. Alle Künstler machen das, hauptsächlich natürlich bekannte oder besser gesagt anerkannte

Künstler, meinte sie. Von Künstlerinnen hat sie nichts gesagt. Klar. Es gibt ja noch immer kaum welche, deren Werke als nennenswerte Investitionsbooster gelten. Gendergerechtigkeit ist eine Utopie.

Als ich sie darauf hingewiesen habe, dass ich leider nicht so bekannt sei, hat sie nur abgewinkt und gemeint, die Puppen würden schon Käuferinnen finden, da mache sie sich keine Sorgen.

Ob ich das probiere?

Ich glaube, ich versuch es.

Ja!

Das könnte die Lösung sein!

Ich hab die Lösung!

Ich hab sie!

Ich kann die Miete zahlen.

Ich kann den Anwalt zahlen.

Ich kann den London-Aufenthalt bezahlen!

Oh Himmel, ich hab´s!

Ich hab es geschafft.

Es ist unglaublich. Der Knoten ist geplatzt!

Es gibt einen Weg nach vorne! Ich muss nicht zurück, ich darf weitergehen, weitersuchen, weiter finden, weiterarbeiten. Meine Puppen bauen!

Oh bin ich glücklich.

Es muss klappen!

Es wird klappen!

London! Ich komme! Wir kommen!

Man darf einfach nie aufgeben, nie zurück gehen … es gibt immer einen Weg nach vorne!

Nach London kommt Mailand oder nein, die Biennale in Venedig! Paris. Die ganze Welt!

Wir gehen ab sofort auf Tour – so lange, bis ihr alle ein neues Zuhause gefunden habt.

Und danach?

Danach such ich mir auch eines. Eines in dem ich ganz neue Wege in der Puppenkunst gehen werde. Ich werde eine Skulptur der Superlative bauen, eine Riesin, die mir und allen Frauen als Denk-Mal für weibliche Schaffens- und Durchsetzungskraft dient. Ich werde Neues ausprobieren! Ich werde mit Papier- und Pflanzenfasern experimentieren, ich werde das Puppenbauen neu denken. Ich werde auf den Geruch des Materials achten, ihn herausarbeiten. Ich werde wieder meine Arbeit leben.

Es lebe das Papier!

Es lebe die Kunst!

Es lebe der Optimismus!

***

4 Erste Worte

Springt die Nuss in die grüne Schale, bedeutet das „ja", landet sie in der roten Schale, heißt das „nein". Los geht´s:

Ja.

Nein.

Ja.

Nein.

Eine Nuss noch.

Nein.

Ich sollte dieses Orakel wohl besser nicht mehr befragen.

Vielleicht hilft mir mein smartes Phone weiter.

Drei E-Mails.

Absender?

Wenig vielversprechend.

Egal.

In Ermangelung interessanter Nachrichten, lese ich eben, was mir diese Spams bieten.

Ich warte auf etwas, das mich vielleicht berühren könnte. Aber es kommt nicht. Mein Nüsselotto hier hat es mir ohnehin schon vorhergesagt, dass heute wieder nichts Lesenswertes dabei sein wird.

Kein:

„Hallo Xaver!

Wir planen ein Maturatreffen. Wir treffen uns in unserem alten Schulschwänzerlokal. 14. Feber, 12 Uhr. Ja! Am Valentinstag. Kannst ruhig deine Aktuelle mitbringen. Ruf mich an.“

Nein.

Auch kein Angebot in der Art von:

„Ich bin Artscout für die Kunstsammler XY und bin auf Ihre sensationellen Arbeiten aufmerksam geworden. Bitte um einen Terminvorschlag für einen Atelierbesuch.“

Nein.

Kein E-Mail der längst verflossenen großen ersten Liebe, die sich eines Besseren besonnen hat und justament heute zu der Erkenntnis gereift ist, was sie an mir hätte haben können, damals, in der siebten Klasse Gymnasium.

Na ja. Die Frau wird auch nicht mehr die Frischeste sein. Wie ich. Was sie wohl macht?

Google weiß alles, oder?

Maria Steiner.

39.527.633 Treffer.

Klar. Ein Allerweltsname.

Maria Steiner. Klagenfurt.

239.121 Treffer.

Maria Steiner, Lerchenfeldgymnasium, Klagenfurt.

593 Treffer.

Es könnte also sein, dass sie noch immer in Klagenfurt wohnt.

Warum laufen wir uns dann nie über den Weg? Gut. Ich bin ja wirklich kaum unterwegs. Eher schwierig mich zu treffen. Wahrscheinlich heißt sie auch gar nicht mehr Steiner. Hat geheiratet und den Namen ihres Gatten angenommen. Kann sein.

Muss aber nicht unbedingt.

Maria Steiner!

Kein Name der ein Alleinstellungsmerkmal bedeuten würde. Aber für mich verbindet sich mit diesem Namen eine Welt voller Zauber.

Sie war alles andere als eine Allerweltsschnitte.

Sie war …

Sie war …

Ewig lange Beine.

Eine wilde blonde Lockenmähne.

Als atemberaubender Kontrast: dunkle, braune, seelenvolle Augen.

Und singen konnte sie.

Sie sang nicht nur mit der Stimme.
Sie sang mit ihrer Seele, mit Gefühl, mit Temperament mit allem, was etwas in einem zum Klingen bringen kann und stellte so eine emotionale Brücke zu jenen her, die ihr gebannt zuhörten.
Sie liebte es, wenn alle Augen und Ohren auf sie gerichtet waren. Kein Funken Scham hinderte sie daran, es auszukosten, dass alle an ihren vollen Lippen hingen, ihrem kecken Hüftschwung folgten. Wir waren alle hinter ihr her wie Bienen, die Nektar suchten.
Lange her.
Schade eigentlich, dass sie in die Parallelklasse ging. Sonst könnte ich am Maturatreffen sehen, was aus ihr geworden ist.
Ha, nun bin ich mir selbst auf die klebrig süße Honigspur gegangen. Diese Einladung habe ich mir doch nur herbeifantasiert. Das kommt davon, wenn man sich selbst genug ist, keine verlogene Kommunikation mit dem Außen pflegt und davon überzeugt ist, dass man nur sich selbst über den Weg trauen darf. Aber ganz kann man sich der Außenwelt doch nicht entziehen, es sei denn, man verzichtet auch auf die Annehmlichkeiten eines Smartphones.

Da hab ich zum Beispiel die überaus spannende Zuschrift von einer Ella Breughel:

„Ich Sie kenne von deine Webpage. Haben große finanzielle Angebot. Nie wieder so kommen…"

Schwachsinn.

Dass Leute tatsächlich auf so etwas hereinfallen? Kaum zu glauben. Weiter steht da: *„Bank für Klagenfurt. Wir stellen unsere Sicherheitssystem um. Bitten Sie um Bekanntgabe von Pin Ihrer Konten."*

Funktioniert so etwas wirklich? Der Trick ist so alt und abgeranzt wie sonst was! Und dann machen die sich nicht einmal die Mühe einer grammatikalisch korrekten Schreibe. Unglaublich. Trotzdem kommen die damit immer wieder durch. Versteh ich nicht. Aber warum sollten die Zeitungen diesbezüglich Fake-News verbreiten?

Und da: *„Best Date for today! Will Sex mit dir. Egal wo egal wie."*

Ja. Ich will auch. Aber es ist mir dabei nicht egal wo, wie und mit wem. Dummerweise bin ich da extra old fashioned. Spießig, vielleicht. Ich brauche zuerst das analoge Erlebnis des Kennenlernens.

Nicht, dass ich es nicht schon probiert hätte. Das blind Daten.

Klingt toll. Unkompliziert. Zwei Erwachsene checken sich online up. Verabreden sich zu vorher vereinbartem Vorhaben. Unverbindlich. Schamlos. Ehrlich. Warum nicht?
Ist wie Einkaufen mit Einkaufsliste. Man weiß, was man will und ist guter Dinge es auch zu bekommen. Man arbeitet die Einkaufsliste ab und geht dann zufrieden nach Hause. Entspannt. So einfach so gut. – Theoretisch.

Praktisch war es der Supergau schlechthin.
Der Treffpunkt?
Na ja. Es sollte nicht zu viel kosten.
Also: billige Absteige.
Von außen Marke Abrisshaus. Dunkles Stiegenhaus, 3. Stock. Rezeption im 70er Jahre Style. Die Rezeptionistin? Wahrscheinlich die Eigentümerin des Etablissements: Grauer Dutt, Kittelschürze – ebenfalls aus den 70ern herübergerettet. Diese Rettung wäre für meinen Geschmack nicht nötig gewesen. Der Welt würde ohne sie nichts fehlen. Ihr Blick: Bis in die finstersten Winkel meiner Seele. Ein Gefühl des Verbotenen beschlich mich. Gut. Verbuche ich unter Abenteuer, dachte ich mir noch optimistisch. Der Preis: 35 Euro pro Stunde. Das einzig erfreuliche, wie sich am Ende der ganzen Unternehmung herausstellen sollte.

Ich dachte, das Schlimmste hätte ich überstanden. Weit gefehlt! Ich hatte das Zimmer noch nicht gesehen. Ich bin nun wirklich nicht der Design-Wohn-Typ. Aber das, was ich nun zu sehen bekam, das war wirklich, wie soll ich es beschreiben, es war besonders.

Der erste Eindruck war erfüllt von einem ganz eigentümlichen Geruchserlebnis. Da wo in ehrbaren Häusern des hier vorherrschenden Jahrzehnts früher ein Hinweis auf katholisches Kulturgut hing, baumelte ein Duftbaum. Vanille plus. Extrastrong.

„Ich klopfe dann in einer Stunde."

Mit diesen Worten überreichte mir der Hausdrache die Zimmerschlüssel und zog diskret die Tür hinter sich zu.

Na bravo.

Ich schaute mich um und überlegte, ob ich nicht doch das Weite suchen sollte, bevor…

Die Tür öffnete sich und herein kam mein Date.

Sybille.

Keine Ahnung ob sie wirklich so hieß.

Sie schaute nicht aus, wie ich mir eine Sybille vorstellte.

„Hi. Xaver?"

Ich hatte tatsächlich meinen Klarnamen angegeben, ich Vollidiot!

„*Bille*", kommt es mit tiefer Stimme von oben herab, ihr Händedruck ist Marke Schraubstock.

Bille ist mindestens einen halben Kopf höher als ich. Schon hab ich Küsschen links, Küsschen rechts abgestaubt.

Routiniert beginnt sie sich auszuziehen. Deutet mir mit Blicken es ihr gleichzutun.

Ich weiß auch nicht, was los war. Aber sie hatte irgendwie die schüchterne Seite in mir geweckt. Ich wollte mich nicht vor ihr entblößen.

„*Willst du mit oder ohne?*", knurrte sie mich an und dachte wohl, ich würde es als wollüstiges Schnurren wahrnehmen. Weit gefehlt.

„*Mit*", erklärte ich und erkannte zu spät, dass sie mit oder ohne Gummi meinte – ich aber mit oder ohne Kleidung. Peinlich.

Ich hatte und habe noch immer keine Erfahrung mit derlei Episoden. Wirklich!

Erwartungsvoll hielt sie mir ein Präservativ hin. Schaute mich aufmunternd an.

„*Machst du das öfter?*", fragte ich und ärgerte mich, dass meine Stimme so, so irgendwie pubertär piepsig klang.

„*Sicher. Du nicht?*"

„*Professionell?*"

„Sicher. Macht 250 bar auf das Patschhanderl“, erklärt sie bestimmt.

Ein Missverständnis. Ein Irrtum. So hatte ich mir das nicht vorgestellt. Ich dachte an eine private Spielerei, ein Experiment, ein Hobby oder was weiß ich. Jedenfalls wollte ich hier nur mehr raus.

Bille sah mir das ganz offensichtlich an und stellte sich vorsichtshalber direkt vor die Zimmertür. Fluchtgedanken waren also sinnlos. Was tun?

Sybille war auch Hellseherin.

„Du musst nicht. Kostet aber trotzdem. Ausfallshonorar. 125. Bar ins Börserl.“

Zwickmühle.

Vielleicht sollte ich doch … also wenn sie eine Professionelle war, vielleicht konnte sie mir doch den erwünschten Genuss … andererseits hatte ich den Eindruck … wenn ich so in mich hineinhörte, dass diese Art des … also irgendwie … hatte ich es echt so nötig, dass ich 250 Euro dafür ausgeben wollte? Gut. 120 kostete der Spaß sowieso … der zwar gerade nicht unbedingt mit großer Fahne lockte … und den Zimmerpreis hinzugerechnet … also warum nicht konsumieren, wenn man ohnehin zahlen musste.

Entschlossen riss ich mir die Kleider vom Leib und …

Na ja. Die Angelegenheit schrie nicht gerade nach Wiederholung. Soweit, so entbehrlich.

Um eine Erfahrung reicher, löschte ich meinen Account auf dem entsprechenden Datingportal. Nicht, ohne die Administratoren darauf hinzuweisen, wen man sich hier einfängt, als gutgläubiger Nutzer.

Ja!

Ja, ich bin einsam!

Und ja!

Es tut weh. Verdammt weh!

…

Scheiße!

Scheiße! Scheiße! Scheiße!

Das muss aufhören!

Ich bin nicht allein. Nein!

Ich hab Tausende von Freunden, die mir Bilder schicken.

Tolle Sprüche.

Motivation.

„Sei du selbst. Die anderen gibt es schon."

Ständig bekomme ich Bilder zur Aufheiterung.

Katzen-, Hunde-, Affen-, Babyvideos.

Mehr oder weniger gute Witze.

Früher hat man sich die am Stammtisch erzählt.

Herrenabend.

Irgend sowas.

Heute ist der Stammtisch dein Handy. Dein Computer.

Stammtisch analog ist out.

Das Bier zuhause ist billiger. Du brauchst auch nicht mehr besoffen ins Auto zu steigen.

Kannst deinen Führerschein behalten.

Bei Frau und Kindern daheim sein.

Kein Streit. Kein Babysitter.

Das Blöde dabei ist nur: Ich hab weder Frau noch Baby.

Nicht einmal einen Hund.

Warum eigentlich?

Ich weiß es nicht.

Ich weiß nicht, wann es angefangen hat.

Das mit diesem Gefühl.

Es irritiert mich.

Ich bin gerne mit mir. Für mich.

Ja!

Ich mag mich.

Sehr sogar.

Meistens zumindest.

Aber bin ich der Einzige? Der mich mag?

Das kann doch nicht sein!

Ich hatte immer einen großen Freundeskreis. Früher.

Wo sind denn plötzlich alle hin?

Alle zuhause, in der Arbeit, beim Workout.

Keine Zeit. Keine Lust. Keine Freiheit.

Früher haben wir uns regelmäßig getroffen.

Zum Umtrunk.

Radtour.

Kletterpartie.

Filmeschauen.

Grillabend.

Die letzte Radtour ist sicher schon zwei Jahre her.

Genau.

In die Wachau.

War … nett.

Mensch, hat mir mein Arschfell weh getan.

Aber, es war nett.

Feuchtfröhlich.

Gutes Essen.

Guter Wein.

Gute Gespräche. Na ja.

Viel Wein.

Viel Marillenschnaps.

Und sonst?

Fotos!

Der Hans, der Bernd, der Fritz und ich. Selfie.

Auf der Brücke.

Vor dem Tunnel.

Beim Essen.

Im Bett.

Beim Frühstück.

In der Buschenschank.

Schön!

Schöne Fotos.

Ah, da sind noch die Fotos, die mir der Bernd geschickt hat.

Der hat noch viel mehr fotografiert als ich. Hat eine bessere Kamera gehabt. Sein Handy.

Die Fotos.

Wenn man die Fotos nicht hätte, wüsste man gar nicht mehr, was war. Gewesen ist.

War da nicht gerade die Scheidung vom Hans aktuell?

Auch so ein armer Hund. Frau weg, Haus weg, Hund weg. Ich glaube, er hatte sogar Kinder. Haben nicht viel geredet darüber. Auf der Radtour. Komisch eigentlich.
Da hast du einen Freund und weißt gar nichts darüber, was den so bewegt.
Vielleicht hat er etwas gepostet? Fürs Spionieren sind diese neuen – nicht sozialen – Medien richtig gut, sagt man. Ich mach das selten. Eigentlich gar nie. Interessiert mich normalerweise nicht, was andere machen – oder vorgeben zu machen. Mein Galerist hat gemeint, ich muss überall ein Profil einrichten. Ich hab´s gemacht. Da stehen heute noch die Posts von vor drei Jahren drin. Vertane Zeit, sich da zu produzieren. Ich bleib lieber bei meinen Farben, die lügen wenigstens nicht, machen, was ich ihnen vorgebe, zeigen mich besser als jeder noch so geschönte Web-Auftritt.

Aber heute mach ich eine Ausnahme.
Da. Der Hans!
Aha. Scheint schon wieder verliebt zu sein. Fesch, die Neue. Sogar der findet jemanden.
Gut, wenn der so frisch verliebt ist, dann braucht man ihn gar nicht anzurufen. Dann hat der sicher keine Zeit – für nix. Also für nichts das nicht direkt in Vögeln mündet.

Schade eigentlich.

Hätte ihn echt gerne wieder einmal getroffen.

Und der Bernd?

Der ist was? Der ist weggezogen?

Nach Wien.

Karrieresprung!

Und wieso weiß ich nichts davon?

Schon seit einem halben Jahr, wie es ausschaut.

Großartig.

Solche Freunde brauchst du.

Wieso hab ich die bloß so gänzlich aus den Augen verloren?

Ich war doch eh immer erreichbar!

Viel gearbeitet habe ich natürlich schon. Wie soll man denn die Zeit sonst totschlagen? Wenn daheim keiner wartet, dann bleibt man halt im Atelier. Bleibt allein. Bringt da was weiter.

Ja.

Das kann sich schon sehen lassen!

So eine Künstlerei schaukelt sich eben nicht von allein. Da muss man dranbleiben. Was mich dabei schon stört, ist, dass heutzutage von Einem Marktschreierei in eigener Sache verlangt wird. Trotz Galerievertretung und Kunsthändlervertrag. Liegt mir nicht.

Bescheidenheit ist keine Zier mehr.

Ich geh nicht gerne zu diesen Massenaufläufen, um zu sehen und um gesehen zu werden. Ich will gar niemanden sehen! Du bist unter Menschen und merkst gar nicht, dass du eigentlich allein bist. Und dann bist du froh, wenn du heimkommst und mit keinem mehr reden musst. Die Worte kommen dir immer mehr abhanden. Du wirst maulfaul. Und plötzlich fällt dir auf, dass du sehr wohl Worte findest, aber du nur mehr mit dir selber redest. Dir Sachen erzählst, die du ja selbst erlebt hast. Die du eigentlich vor deiner Frau, deinen Freunden ausbreiten solltest. Und du erklärst sie dir selber. Einfach so, damit du eine menschliche Stimme in deinen vier Wänden hörst. Vielleicht Psychohygiene. Hab ich gegoogelt. Soll man ja nicht, weil man dann immer gleich denkt, dass man an Krebs oder an sonst was Unheilbarem leidet.

Komisch, aber normal ist das nicht.

Schön auch nicht.

Du machst dir Sorgen.

Dass etwas mit dir nicht stimmt.

Vielleicht ist das auch so.

Nur: Da ist keiner. Da ist niemand, der sich für dich interessiert. Dem das auffallen würde.

Und selber interessierst du dich auch nicht mehr für die Menschen um dich herum.

Plötzlich erkennst du: da ist etwas schiefgelaufen.

Aber wo ist der Punkt, an dem du falsch abgebogen bist? Wohin musst du zurückrudern, damit es aufhört schiefzulaufen?

Hübsch.

Offenbar habe ich eine neue Nachbarin.

Sehr hübsch.

Zumindest von hier aus gesehen.

Sie hat so etwas Beschwingtes, Positives. Energiegeladenes. Fröhliches fast.

Warum hilft ihr eigentlich niemand, diese schweren Kartons ins Haus zu tragen?

Hat die keinen Mann?

Keine Familie?

Keine Freunde?

Vielleicht ist sie neu in der Stadt und kennt noch niemanden. Ganz schön viel Zeug, das sie da hineinschleppt. Ob ich ihr meine Hilfe anbieten soll?

Nein.

Wahrscheinlich findet sie das aufdringlich. #MeToo lauert heute überall. Ja, wenn ich schon jenseits von Gut und Böse wäre … allerdings hätte ich dann wohl auch nicht mehr die Kraft, diese Umzugskisten zu schleppen ohne mich danach hundeelend zu fühlen.

Hübsch. Wirklich, hübsch.
Sympathisch.

Manchmal wette ich mit mir selbst.
Einfach so aus Spaß.
Ich fahre mit meinem Auto vom Holzmarkt zum Atelier. Ich wette mit mir: Wenn die Ampel auf Grün springt sobald ich an der Kreuzung bin, dann wird mich Maria heute noch auf Facebook finden, mir eine Freundschaftsanfrage senden und wir werden einander wieder näherkommen.

Oder: Wenn heute am Nachmittag noch die Sonne hinter den Wolken herauskommt, dann wird mich die neue Nachbarin zu einem Kennenlern-Kaffeeplausch einladen.

Und dann passiert Folgendes:

Natürlich hat der Fahrer vor mir getrödelt und die Ampel zeigte auf Knallkarminrot, als ich endlich an der Reihe gewesen wäre die vierspurige Kreuzung zu überqueren. Sicherheitshalber bin ich der Straßenverkehrsordnung brav folgend stehengeblieben. Und Maria hat mich natürlich weder gefunden, noch geliked. Sicher auch gar nicht gesucht, weil komplett aus ihrem Gedächtnis gestrichen.
War ja klar.
Aber einen Moment lang konnte ich mir einbilden, ich hätte bei ihr einen ebenso nachhaltigen Eindruck hinterlassen wie sie bei mir.
Fehlanzeige.
Damals schon.

Hab ich das nun mit der Ampelwette herbeigedacht? Dass sie mich nicht sucht?
Oder hätte sie sich auch bei grüner Ampel nicht gemeldet?
Oder schon.
Also: Hätte sie …, wenn die Ampel grün gewesen wäre?

Womöglich war gar die Auswahl des Wetteinsatzes schuld? Ampel – Liebesleben? Keine gute Verbindung?

Wer weiß das im Nachhinein schon.
Die Ampel steht bei mir auf irgendetwas zwischen Rot und Orange – die Lebensampel.
Liebesampel?
Tote Hose.
Ein treffender Ausdruck eigentlich. Gerade für das Liebesleben, mein Liebesleben.
Obwohl, das Liebesleben hat ja mehrere Komponenten, nicht nur jene, die mit dem Inhalt einer Hose…
Egal. Eigentlich geht es nur darum, nicht alleine zu sein.
Alleinsamkeit gegen Gemeinsamkeit.

Einen Kuss war ich Maria damals wert. Einen einzigen. Wenn ich die Augen schließe kann ich heute noch spüren, wie sich ihre Brüste an meinen Oberbauch gedrückt anfühlten. Ihre vollen Lippen auf meinen, die vor Aufregung ganz trocken waren.
Schön.
Drei Partysongs später hat sie aber schon mit irgend so einem dahergelaufenen Bubi aus der Sechsten geschmust.
Es war ein kleiner Tod für mich. Damals.
Und heute?
Ich wüsste zu gerne, wie Maria heute aussieht.

Aber vielleicht ist es besser ich behalte sie so in Erinnerung, wie sie damals war. So bleibt sie für immer sechzehn. Und in Gedanken an sie bin ich auch wieder hoffnungsvolle siebzehn.

Was für Gedanken.

Ich bin zu viel allein. Ganz eindeutig.

Aber das mit den Wetten ist schon eine seltsame Sache, denn manchmal funktioniert es tatsächlich!

Da! Die Sonne.

Und was hab ich für eine Wette laufen?

Genau. Bei Sonnenschein am Nachmittag lädt mich die neue Nachbarin zum Kaffee ein.

Mal sehen.

Wahrscheinlich nicht.

Zumindest nicht heute.

Intensives Wünschen soll auch manchmal helfen. Es kursiert ja das Gerücht, dass jemand mit dem Auto in die Innenstadt fährt und schon zu Hause beginnt, sich ganz konzentriert einen Parkplatz direkt vor dem angesteuerten Amt zu wünschen. Und siehe da: der Parkplatz hat nur auf ihn gewartet.

Ob man das auch mit der Frau Nachbarin machen kann?
Bestimmt.
Leider weiß ich nicht wie sie heißt. Nicht, dass es da dann womöglich ein Missverständnis mit dem Universum gibt und die universumsrelevanten Energien mich dann mit der Frau Novak aus dem dritten Stock von Gegenüber verbandelt. Bevor ich mich nämlich mit dieser Frau noch einmal an einen Tisch setze, nein, da bin ich lieber allein und führe Selbstgespräche. Oder lese in der Bibel. Diese Frau, also die tickt nicht ganz blank.
Man soll niemanden einfach so verurteilen. Aber die Novak von mir aus schon. Gut: Die Frau Novak, soviel Respekt sollte für jeden Menschen übrigbleiben, egal welches Verhältnis man zu ihm hat.
Nicht, dass ich irgendein Verhältnis zu ihr … Beileibe nicht.
Eine aparte Frau.
Zweifellos.
Das schon.
Aber abgedreht. Völlig … ich sag es einmal so: in anderen Sphären.
Ja, wirklich.
Sie ist ein Engel. In Warteposition. Das hat sie mir unter dem Siegel der Verschwiegenheit erzählt.

Aber bitte! Ist man wirklich an ein Schweigeversprechen gebunden, bei solch einem hahnebüchenen Geschwurbel?
Bitte! Ein Engel?
Man erzählt uns im kindlichen Entwicklungsstadium im Religionsunterricht ja eine Menge schwer glaubbarer Geschichten. Meiner Meinung nach wäre es sicher gescheiter, sich mit fremden Kulturen, also jenen, die uns im heutigen Alltag tatsächlich begegnen, anzufreunden. Anstatt uns mit der Hölle zu drohen und uns einen nebulösen Himmel zu versprechen. Und was dabei herauskommt, das sieht man dann bei so einer leichtgläubigen Seele wie der Frau Novak. Irgendwie ist sie mir unheimlich. Sie hat mir an der Nasenspitze angesehen, dass ich ihr nicht glaubte. Hat sie mir direkt ins Gesicht gesagt.
Aber.
„Aber“, hat sie gemeint, „es gibt eben mehr zwischen Himmel und Hölle, als nur das, was wir sehen.“
So.
Ja. Schon. Aber Engel? Also lebendige. Als Nachbarn.
Verrückt. Oder etwa nicht?
Jedenfalls hat sie mich mehr oder weniger genötigt, ihre Einladung zu Tee und Keksen anzunehmen. Also bin ich

mit. Es war ein regnerischer Sonntagnachmittag und mir graute vor dem Alleinsein.

Ihre Wohnung war richtig gemütlich eingerichtet. Nicht, dass ich ein Experte in Wohnungsfragen wäre, aber soviel spürte selbst ich. Hier strahlte alles Geborgenheit aus. Ein Ort der Zuflucht was das. Ein sicherer Hafen quasi.

„Mein Himmelreich", erklärte sie auch gleich mit offenen, gegen Himmel gerichteten Armen und holte mich in die Realität zurück.

Ich wusste sofort, ich würde nicht lange bleiben. Sie verschwand in eine kleine Küche und ich widmete mich einem Regal, in dem lauter bunte Steine, geschliffene und ungeschliffene, ordentlich aufgereiht ihrer Bewunderung harrten. Mein Vater hatte auch eine Schwäche für Mineralien und so griff ich nach einem riesigen Amethyst. Gegen das Fenster gehalten, funkelte er beeindruckend in einem wunderschönen lila Farbspektrum.

„Er wirkt dem Rausch entgegen", kommt die Stimme der Nachbarin von hinten. *„Sie sind als Bildhauer tätig, nicht?"*

Es stimmt. Ich bin dem Genuss von Alkohol durchaus zugetan, warum auch nicht? Im Atelier hat es schließlich keine Wohnzimmertemperatur. Ein guter Whiskey als Abschluss des Tages. Ein feiner Chateau Lafite-Rothschild, der feinste französische Bordeaux, der seine Qualität nun schon so lange hält – am liebsten in guter Gesellschaft. Hab ich schon lange nicht mehr genossen. Weder den Wein, noch gute Gesellschaft.

Aber dem Rausche? Nein. Dazu bin ich nicht der Typ.

Sie hatte offenbar gut zugehört und sofort mein Alleinsein entlarvt. Schon griff sie zu einem grün schimmernden kleinen Stein, hielt ihn ins Licht.

„Ein Smaragd?“, fragte ich und gab vor, ein Kenner zu sein. Doch sie schüttelte den Kopf, zog mich vom Fenster weg und hielt den Stein gegen das Licht einer Lampe. Da schimmerte der Stein in blutroten Strahlen. Unglaublich. Wunderschön.

„Das ist der richtige Stein für dich. Leg dich hier aufs Sofa.“

Wie bitte? Das ging mir zu weit, ich schüttelte energisch den Kopf und sie brach in schallendes Gelächter aus. Es war mir peinlich aber was sollte ich machen? Ich konnte mich doch nicht hier, bei ihr aufs Sofa legen wie ein… Nein.

Sie erklärte mir bei Tee und selbstgebackenen Keksen … einen Keks legte sie aufs Fensterbrett für ihre Engelkolleginnen, die nicht mehr auf der Erde weilten (!) … dass der Stein ein ganz seltener Chrysoberyll sei. Dieser Stein könne Blockaden lösen und der Einsamkeit entgegenwirken. An die Stelle zwischen den Augenbrauen aufgelegt und gute Musik hörend würde man Kraft und Mut tanken, um wieder offener für die Begegnung mit anderen Menschen zu werden.

Was soll ich sagen? Die Verlockung war groß, mich nun doch auf ihr Sofa zu legen, da nahm sie meine Hand, öffnete sie und legte mir den Stein hinein.

„580 Euro und er gehört dir. Ich will kein Geschäft mit dir machen, das ist nur für den Energieausgleich!“, meinte sie mit einem engelsgleichen Lächeln.

Energieausgleich? 580 Euro?

Vor Schreck ließ ich den Stein zu Boden fallen und als sie ihn aufhob, war er in zwei Teile zerbrochen. Ihr Blick entgleiste und ich suchte das Weite.

580 Euro!

Seitdem grüßt mich Frau Novak nicht mehr im Stiegenhaus. Ich sie auch nicht.

Aber hin und wieder denke ich an den Stein. Den Chrysoberyll. Ob der wirklich hilft?

Ich meine, wenn ich jetzt diese entzückende neue Nachbarin ansprechen würde, wenn mir durch das Steinauflegen einfallen würde, wie ich sie am besten ansprechen könnte, dass sie auf den ersten Satz hin so fasziniert von mir wäre, dass sie mir sofort in die Arme sänke ...

Was bist du für ein Narr!

Ein Stein kann doch niemals...

Aber schaden könnte er auch nicht.

Ob sie daran glaubt? An die Wirkung von Steinen?

Sie sieht aus als könnte sie Susanne heißen. Oder nein, besser noch: Elisabeth! Betty. Sissi. Nein, nicht mit „i" am Ende sondern Sissy mit „y". Das wirkt charmant. Elegant. So zart. Wie eine Pastellfarbe. Weich. Warm. Wohlriechend. Wie eine Sommerblume.

Der Name ist quasi die Zusammenfassung einer Person. Das ist nicht von mir, nein. Hab ich in irgendeinem Blog gelesen. Literatur und so. Mag ich. Sehr sogar. Und dieser Gedanke ist doch schön! Und er stimmt auch.

Wer einen Michael kennt, denkt bei Nennung des Namens sofort an genau diese Person. Kennt man mehrere, dann fällt einem wohl die stärkste Persönlichkeit dieser Michaels ein. Und lernt man einen neuen Michael kennen und man selbst verbindet damit einen unangenehmen Menschen, dann ist man irgendwie froh und voller Hoffnung, dass der neue Michael ein besserer sein könnte, als der alte. Hört man aber nur den Namen des neuen Michael, ist man versucht, ihm dieselben schlechten Eigenschaften zuzuschreiben, wie dem bereits bekannten. Dann hat es der neue Michael beim analogen Kennenlernen gleich viel schwerer. Vorurteile sind hartnäckig!

Ich kenne keine Sissy.
Noch nicht.
Aber der Name hat mir immer schon gefallen.
Er ist so weiß/blau.
So freundlich, heiter.

Ich könnte Sissy eine Willkommensblume schenken. Keine Rose, eher eine Wiesenblume. Eine… Keine Ahnung wie die alle heißen. Aber da vor dem Haus wird schon eine wachsen. Sind ja nett. Es geht um die Geste. Zumindest hat das Petra immer behauptet.

Petra! Meine Frau. Ex. Zehn Jahre waren wir verheiratet. Hat eigentlich immer gut gepasst. Aber am zehnten Hochzeitstag…
Der war speziell.
Ich kam nach Hause. Der Tisch war feierlich gedeckt. Kerzen, Wassergläser und Weingläser, Servietten – was eben

alles auf den Tisch gestellt wird, wenn es nobel zugehen soll. In diesem Moment wusste ich: Hochzeitstag vergessen. Gerade wollte ich mich wieder davonschleichen um wenigstens an der Tankstelle noch schnell Blumen zu besorgen, da bemerkte mich Petra, begrüßte mich zuckersüß, nötigte mich übertrieben freundlich auf meinem Stammsessel Platz zu nehmen. Da lag ein Brief mit meinem Namen auf meinem Teller.

„Den kannst du lesen, während ich die Garnelen aus dem Ofen hole."

Auch das in allerliebstem Ton. Mir schwante nichts Gutes. Was in dem Brief stand, hat sich in mein Gedächtnis eingebrannt wie das Brandzeichen auf den Flanken von Kühen im Wilden Westen.

„Xaver", stand da. Nicht „Lieber Xaver" oder „Sehr geehrter Herr…", nur „Xaver".

„Du bist ohne mich besser dran. Dann kannst du vor dich hin schweigen. Alle deine Sportsendungen verfolgen. Heimkommen wann immer du willst. Stunden und Tage im Netz hängen. Du musst dich auch nicht mehr zwanghaft mit mir unterhalten, weil du dem vorprogrammierten Streit aus dem Weg gehen willst, wenn ich den Eindruck habe, dass du mich wie ein altes Möbelstück behandelst.

Wir haben nur noch einen einzigen gemeinsamen Termin. Ich bitte dich sehr darum, ihn auch wahrzunehmen. Danach bist du frei.
Petra"

Petra stand inzwischen neben mir, die Kasserolle mit den Knoblauchshrimps in Olivenöl in Händen. Ernst schaute sie mich an. Ich hatte keine Ahnung, was sie nun von mir erwartete. Es fühlte sich an, wie damals, als ich in Latein ein Nichtgenügend eingefahren hatte und damit den Aufstieg in die nächste Klasse vermasselte. Ich gewahrte in mir etwas zwischen „was bin ich für ein Loser" und „endlich, ich muss mich nicht mehr anstrengen". In ihrem Blick konnte ich lesen, dass sie mich durchschaute. Wie sie lächelte, während sie die Shrimps auf die Warmhalteplatte stellte, jeweils eine Portion auf unsere Teller austeilte und sich mir gegenüber hinsetzte.
Ich fragte nur *„Wann?"*.
„Morgen, 9 Uhr", lautete die knappe Antwort.
Sie hob das Glas um anzuprosten. Wie in Trance entsprach ich ihrem Ansinnen, kippte den Wein hinunter und ging schlafen. Was hätte ich tun sollen?

Am nächsten Tag war Petra bereits weg, als ich aufstand. Ihre gesamten Kleider auch. Keine Ahnung wie sie das geschafft hatte. In der ganzen Wohnung war keine Spur mehr von ihr zu finden.

Pünktlich um 9 Uhr trafen wir uns bei Gericht um unsere Scheidung mit einer Unterschrift zu besiegeln.

Das war´s. Eine Ära von zehn Jahren beendet.

Keine Ahnung, was ihr nicht gepasst hat. Für mich war unsere Ehe anstrengend aber glücklich gewesen. Und Petra hatte nie etwas gesagt. Also nicht, dass ich etwas gehört hätte. Ich gebe zu, dass ich manchmal nicht zu 100 Prozent zugehört habe, wenn sie von ihren Freundinnen und deren Beziehungsproblemen erzählt hat. War ja immer dasselbe. Entweder haben die Typen ihre Frauen betrogen oder aber ihnen nicht genug Aufmerksamkeit geschenkt. Oder von ihrer Arbeit.

Petra ist Visagistin. Das ist auch nicht wirklich mein Thema! Cremchen hier und Farbtuben dort…

Na ja.

Mittlerweile habe ich mich daran gewöhnt, dass Petra nicht mehr hier ist. Auch schon wieder ein ganzes Jahr her.

Wie könnte ich sie nur ansprechen, ohne dass diese Sissy glaubt, ich wolle sie nur blöd angraben?
Das mit der Wiesenblume ist vielleicht doch zu romantisch. Ich bin nicht der poetische Typ. Das merkt sie bestimmt sofort. Niemand mag Menschen, die nicht authentisch sind. Habe ich auch irgendwo gelesen.

Jetzt hab ich´s!
Ich gehe da jetzt hinaus, verstauche mir scheinbar den Knöchel und sie muss mir dann helfen. Fast alle Frauen haben doch diesen Mutterinstinkt. Dieses angeborene Helferinnensyndrom. Und schon haben wir ein Gesprächsthema, sind in Kontakt. Das mache ich!
Nein. Halt. Auch blöd. Dann steh ich als ungeschickter und wehleidiger Tölpel da. Kommt auch nicht gut. Trotz Helferinnensyndrom mögen sie keine hypochondrischen Typen. Das hat mir Petra verraten, als sie keine Lust hatte mich zu hätscheln, als ich mir bei der Arbeit fast den Mittelfingerweg geflext hatte und einen dicken Verband samt Schiene mit mir herumschleppen musste.

Ich leih mir Kaffee. Oder Zucker! Genau.

Nein. Irgendwie ist das nicht besonders originell. Ein alter Hut. Wer weiß, ob sie überhaupt Kaffee trinkt? Womöglich lädt sie mich dann auf einen ein und ich müsste den dann ja auch trinken und ich trinke ja ausschließlich den Ristretto bei Luigi. Es gibt keinen anderen, der mir auch nur ansatzweise schmecken würde.
Also Zucker. Auch ein sehr zweifelhafter Ansatz. Zucker ist ja der neue Teufel per se. Wir konsumieren alle viel zu viel Zucker. Überall ist Zucker drin, wo gar kein Zucker drin sein sollte. In der Butter. Im Brot. Im … was weiß ich! Nein. Zucker geht nicht.
Salz!
Salz ist unverfänglich. Eigentlich auch nicht. Gilt dasselbe wie für den Zucker.
Lebensmittel überhaupt.
Ganz gefährliches Terrain. Vergiftet. Überproduktion. Entsorgung über Müll, ethisch nicht vertretbar. Ein Minenfeld der Kommunikation. Fällt also flach.
So gesehen war die Idee mit der Wiesenblume vielleicht gar nicht so dumm. Oder bestehle ich da womöglich die Bienen?

Meine Güte. Es wird sich doch ein unverfänglicher Gesprächsansatz finden lassen!

Hallo.

Hallo, zum Beispiel.

Damit kann man anfangen, ohne sich etwas zu vergeben.

Man zeigt, dass man gesprächsbereit ist. Die Partie ist eröffnet.

Wenn zu mir jemand „Hallo“ sagt, dann antworte ich höflich.

Mit einem freundlichen „Hallo“.

Ist also auch nichts gewonnen. Mit diesem „Hallo“.

Dann müsste ich etwas erwidern. Und stehe vor demselben Problem wie *vor* diesem Hallo.

Ach Sissy!

Bin ich überhaupt richtig angezogen? Für einen ersten Gesprächsaustausch?

Hose, passt.

Hemd, passt.

Doch lieber ein T-Shirt?

Nein, Hemd.

Seriös und doch … Ich mag mein Hemd. Am liebsten würde ich es gar nie ausziehen. Das Hemd bleibt. Es ist meine zweite Haut. Nein, die lege ich nicht ab. Nicht in so einem heiklen Moment.

Soll ich Schuhe?

Nein, ich bleibe in meinen Hausschuhen. Sie soll ja nicht den Eindruck bekommen, ich wolle ihr von jetzt auf gleich einen Heiratsantrag machen. Das wäre überzogen.

Die Haare?

Waschen? Nein, frisches Gel rein und passt.

Über Kindheit könnten wir reden.

Hat jeder erlebt.

Genossen.

Durchlitten.

Schön oder schwer. Aber da gibt es schon einen Abstand zum Erlebten.

Gutes Thema.

Hallo, hattest du eine schöne Kindheit?

Oder: Hatten Sie eine schöne Kindheit?

Klingt auch bescheuert. Seh ich direkt vor mir, wie sie mich ansieht mit ihren wahrscheinlich wunderschönen blauen Augen. Oder sind sie doch braun?

Wieso ist denn das so schwer?

Das kann doch jedes Kind! Einfach ein Gespräch anfangen. Irgendwie. Über irgendwas!
Aber nein. Es ist eben doch der erste Eindruck. Den will ich nicht vermasseln.

Ha! Jetzt hab ich die Lösung!
Ich möchte dir etwas sagen …
Also das „du“ ist schon sympathisch, finde ich. Es erzeugt eine gewisse Nähe. Ich bin ja auch gar nicht so der „Sie“-Typ. Immer ganz locker!
Also: *„Ich möchte dir etwas sagen ... “*
Und dann auf die Reaktion warten. Ihr in die Augen sehen, ihren wartenden Ausdruck im Gesicht genießen. Wahrscheinlich kommt dann ein *„Ja? Was denn?“*
Und ich wiederhole dieses vielversprechende *„Ich möchte dir etwas sagen... “* das ja doch wohl für sich spricht. Mit diesen fünf Wörtern habe ich doch schon gesagt, was ich zu sagen habe. Eben, dass ich ihr gerne etwas sagen möchte. Etwas! Was weiß ich selbst nicht, sonst hätte ich es ja schon gesagt. Irgendetwas Liebes, Nettes, Interessantes, Aufmerksamkeit erregendes, Gescheites eben!
Sie wird mich wahrscheinlich verständnislos anschauen, den Kopf schütteln und weggehen.

Wenn sie aber so nett ist, wie ich sie einschätze, dann wird sie auflachen und … ja, was und?
Es muss mir etwas einfallen, um dieses Lachen am Leben zu halten.
Aber was?
Was soll ich denn erzählen? Wie ich Stück für Stück Holzschnipsel aus einem Baumstamm herausschneide, um eine Brunnenskulptur … Das hat noch nie jemand verstanden.
Noch nie. Aber, da kommt mir ein Gedanke: Kinder!
Vor gar nicht allzu langer Zeit ist mir ein You-Tube-Video untergekommen. Zwei Kleinkinder unterhielten sich. Intensiv. Wortreich. Ich verstand kein Wort. Aber die beiden haben sich köstlich unterhalten, haben miteinander gelacht, haben verständnisinnig genickt und echten Spaß gehabt.
Also warum sich nicht daran ein Beispiel nehmen und einfach in einer Phantasiesprache drauflosquatschen und mimisch so unterstreichen, als ob man das intelligenteste Gespräch überhaupt zu führen gedenkt?
Nix verstehen? Oh!
Wie würde Sissy darauf wohl reagieren?
Ich denke, sie ist feinfühlig. Würde zuerst versuchen, mich zu verstehen. Wir würden uns einfach mit Gestik und Mimik behelfen. Weit kommt man damit natürlich dann auch nicht.

Und wie erklären, warum man diese Kommunikationsvariante gewählt hat, wenn man doch der regionalen Sprache mächtig ist, wie ich ja irgendwann zugeben würde.
Vielleicht würde sie den Trick ja charmant finden.
Womöglich aber auch gaga, abgedreht, völlig indiskutabel.

Es gehört eine ganze Menge Mut dazu, ein Gespräch mit einer schönen Unbekannten anzufangen.
Wäre ich mutig, wäre ich wirklich so mutig, dann säße ich nicht hier allein in einer hässlichen Zweizimmerwohnung aus der die Ex alle brauchbaren Möbel mitgenommen hat.
Wäre ich wirklich so mutig, dann hätte ich schon längst einen Galeristen, eine Galeristin.
Einzelausstellungen.
Wäre auf der Biennale in Venedig vertreten gewesen, auf der Art Basel oder wenigstens auf der Kunstmesse in Salzburg.
Ich schwanke. Zwischen Mut und Wut.
So heißen auch meine Skulpturen:
Mut und Wut 1 – 323. In unterschiedlichen Größen aus unterschiedlichem Holz.
Nur ich bleib immer der gleiche Trottel in Ausführung „mutlos“.

Schweigen.

Das kann ich gut.

Damit stört man auch niemanden!

Weiß ich, ob ich die Sissy nicht gerade beim Nachdenken, Träumen oder beim Vorbereiten einer Antrittsrede störe, wenn ich sie anspreche?

Schweigen ist gut.

Petra mochte es nicht.

Aber sonst habe ich noch keine negativen Rückmeldungen bekommen.

Ich schweige viel.

Meine Skulpturen brauchen keine Worte.

Ein Nicken als Bestätigung reicht.

Ich brauche die Worte zum Denken, zum Kategorisieren, zum Ordnen.

Ich möchte sie hören. Was sie über mich aussagen. Welche Worte andere auswählen, denen es leichtfällt, Ausdrucksweisen zu finden, um mich zu beschreiben.

Da wird das „Du“ zur Daseinsberechtigung für das „Ich“.

Paare, die schon ganz lange zusammen sind tauschen sich pro Tag statistisch gesehen maximal zehn Minuten lang aus.

Was wird das sein?

Guten Morgen... Darf ich zuerst aufs Klo... Kaffee ist aus ... die frische Packung ist noch im Auto ... Bring bitte Semmeln mit ... und Eier ... ich geh zum Stammtisch ...

So in der Art.

Aber, man ist zu Zweit.

Zu Zweit.

Auf welche Worte hat man Lust?

Man beginnt den Tag, wacht auf. Vögel zwitschern. Die Sonne streicht mit einem Strahl warm über die Haut. Die Decke umarmt mich weich. Welche Worte denke ich? Die, die ich gerade ausgesprochen habe.

Das Gefühl dazu?

Leicht.

Ein Anfang. Eine Verheißung, dass heute *der* Tag anbricht, der einen Neustart bringt. Alles wird möglich...

Morgen früh fange ich ein neues Leben an. Finde die Worte. Finde einen Menschen. Vielleicht.

Ich winke aus dem Fenster. Ein Anfang!

Einschlafen und drüben aufwachen… wo ein Anfang ganz leicht ist.

Es klopft an der Tür.
Wer klopft an meine Tür?
Wer bitteschön soll an meine Tür klopfen?
Sissy!
Mein Wunsch ist …Tatsächlich lassen Gedanken Sehnsüchte wahr werden! So wie bei der Parkplatz-Wette.
Aber, ich kann doch jetzt nicht einfach aufmachen! Was soll ich denn sagen? Wie seh´ ich denn überhaupt aus?

Ich brauche mein Nüsse-Lotto. Oder nein: Wenn es jetzt noch einmal klopft, dann mache ich auf! Ja! Und vielleicht … vielleicht sagt ja auch sie die ersten Worte?

***

5 Jacky Paris

Das hab ich mir gleich gedacht, dass da niemand kommt. Ist ohnehin egal. Ich brauch niemanden. *Niemanden!*

Und wissen Sie warum?

Das kann ich Ihnen sagen. Ich brauche niemanden... weil: ich hab *mich*! Ja. So ist das. Auf *mich* kann ich mich verlassen.

Ich komm nicht zu spät. Und warum?

Das kann ich Ihnen auch sagen: Ich komm nie zu spät weil? Weil ich schon da bin! Ja.

Und jetzt gehen Sie weg da! Ja! Sie! Ich brauch Sie nicht! Ich bin mir selbst genug! Gestern. Heute. Morgen auch.

Ich habe alles im Griff.

Bei mir herrscht Ordnung. Ich hasse Chaos. So eine Ordnung wie bei mir, die müssen Sie erst einmal irgendwo finden. Bei mir hat alles System.

Denken Sie nicht, ich wäre gerade erst aufgestanden! Nein. Wissen Sie: ich schlafe eigentlich wenig, ja fast nie. Darum brauche ich auch kein richtiges *Schlaf*zimmer. Das Bett da, das genügt mir völlig.

Wäre ja schade um den Platz, nicht? Eben.

Manchmal döse ich einfach nur ein paar Minuten. Im Lehnstuhl da. Eigentlich könnte ich das Bett auch wegräumen. Aber nachdem es schon da steht... Unpraktisch ist es ja nicht.
Da staunen Sie, wie? So viele Kartons und Kisten haben Sie wohl noch nie gesehen?
Was schauen Sie denn so? Das geht sie gar nichts an!
Sie sind aber aufdringlich!

Sie interessieren sich für mein Ordnungssystem? Ja?
Nein. Natürlich nicht. Niemand interessiert sich dafür. Das ist ja das Problem.
Messi nennt der blöde Nachbar mich. Messi! Ich! Dabei bin ich der ordentlichste Mensch, den es überhaupt irgendwo gibt!
Oder sehen Sie hier irgendetwas herumliegen. Nägel? Altpapier? Vergammelte Lebensmittel? Fehlanzeige! Nicht bei mir! Alles hat seinen Platz. Mit Beschriftung! Ja. Das soll mir einmal jemand nachmachen!

Und ich merke sofort, wenn etwas fehlt. Neulich, sag ich Ihnen: da kam so ein neuer "Betreuer". Und? Ich schwöre es Ihnen, er hat mir einen Stadtplan gestohlen. Von Paris, einen

Stadtplan! Anno 1983. Kann ja kein Mensch mehr etwas damit anfangen. So etwas gibt es nur mehr hier bei mir. Eine Rarität, sozusagen. – Einfach gestohlen.
Das werde ich der Behörde melden. Das lasse ich ihm sicher nicht einfach so durchgehen! Überall herumschnüffeln und sich einfach bedienen. Ich brauch keinen "Betreuer". Auch keine "Betreuerin".

Na gut. Kommen Sie herein. Aber halten Sie Ihre Hände unter Kontrolle. Nicht, dass dann wieder etwas fehlt. Wie gesagt: ich melde das alles der Behörde!

Hier ist mein innerster Privatbereich zum Kochen, Waschen, Lesen, Ruhen. Und da ist mein sogenannter Arbeitsbereich. Alles fein säuberlich verpackt, beschriftet, katalogisiert. Sehen Sie? In den Kisten und Kartons habe ich jeweils eine Liste, auf der steht, was sich alles in der Kiste befindet.
Das hab ich mir gedacht, dass Sie das erstaunen wird. 723 Aufbewahrungsbehältnisse sind es inzwischen. Sehen Sie da? Ganz klein, jeweils im rechten unteren Eck steht eine Ziffer, ganz klein. So weiß ich immer den aktuellen Stand! Ja ich weiß, dass sie unterschiedlich beklebt sind, gefällt mir

auch nicht. Geschenkpapier eignet sich zwar sehr gut, um die Kisten aus dem Supermarkt zu bekleben, das Dumme ist nur, es nutzt sich so schnell ab. Dann sieht es schlampig aus. Das wird wohl mein nächstes Projekt. Aber zuerst muss ich genügend Tapetenrollen sammeln – glauben Sie mir, es ist gar nicht so leicht, heutzutage an gute Tapetenreste zu kommen – dann werde ich alle Kisten und Schachteln neu bekleben und beschriften.

Sie glauben nicht, dass ich hier, in diesem Raum, 723 Schachteln untergebracht habe? Ich muss zugeben, allein hier in diesem Karton, sehen Sie, sind 118 Zündholzschachteln. Knöpfe, Haarspangen, Nähseide, Spitzer, Gummiringe, Briefmarken – alles da.

Ich sollte lieber mit Klebefolien arbeiten, meinen Sie? Das habe ich natürlich auch schon probiert, ist aber nicht mein Fall. Haben Sie schon einmal so eine Schachtel beklebt? Nein? Eben. Eine Klebefolie, die ja auch nicht ganz billig ist, klebt sofort überall fest. Nur nicht da, wo sie hinsoll. Und wenn sie doch da klebt, wo man sie haben will, dann sicher mit zahlreichen Falten und Blasen. Nein. Dafür habe ich kein Händchen.

Für Blumen habe ich auch keines. Kein Händchen. Kaum stelle ich sie hier ans Fenster, kümmern sie auch schon jämmerlich dahin. Sehen Sie hier. In diesem Karton sind die verwaisten Töpfe. Grüne, blaue, rote, weiße.
Alles erfolglose Zimmerpflanzenexperimente.
Daran können Sie nun aber auch sehen, dass ich kein Messie bin! Ein Messi würde die Töpfe samt verdorrtem Grünzeug einfach stehen lassen. Verstehen Sie? Nun könnten Sie natürlich fragen, wozu ich all diese Übertöpfe aufbewahre, wenn ich keine Blumen mehr will? Ja, soll ich sie wegwerfen? Warum denn? Sie sind doch völlig in Ordnung. Ein Blumenliebhaber könnte sie brauchen! Meine Freundin Valerie zum Beispiel. Sie liebt Blumen über alles. Und die Blumen lieben Valerie. Sie wuchern und gedeihen, blühen und wachsen. Aber wissen Sie: ich mag es nicht, wenn Dinge sich verändern. So wie eben Pflanzen. Hier ist ja auch gar kein Platz für wucherndes Grünzeug. Nein, wirklich nicht. Ich brauch den Platz für meine Sammlung.

Überhaupt ist das so ein Thema, das Wegwerfen! Ja, *Sie* werfen alles weg, was Sie gerade nicht brauchen, nicht? Das hab ich mir gedacht! Aber haben Sie schon einmal überlegt, dass Wegwerfen überhaupt keine Lösung ist? Die Dinge entmaterialisieren sich dadurch ja nicht. Sie sind weiterhin da – ja nicht da, hier in meiner Wohnung. Aber sie sind auch nicht wirklich weg, im Sinne von verschwunden. Sie sind dann nur woanders. Sie sind aus den Augen, ja auch aus dem Sinn – aber es gibt sie noch, nur wissen wir nicht so genau, was mit ihnen geschieht. Verrotten sie irgendwo versteckt und brauchen dafür 250 Jahre? Werden sie um viel Geld verbrannt? Was soll das bringen, frage ich Sie! Wenn ich Dinge zu mir hole, auf welchem Weg auch immer, dann nehme ich Verantwortung dafür auf mich. So ist das! Verstehen Sie? Außerdem kostet es mich manchmal auch einiges an Mühe, um überhaupt an meine Sammelstücke zu kommen. Sehen Sie hier!

In dieser Schachtel sind meine Eiffeltürme. Alle aus Paris importiert! Dieser hier ist von 1965. Mein Vater hat ihn aus der Stadt der Liebe mitgebracht und seitdem ist er in Familienbesitz. Und ich liebe seit diesem Zeitpunkt Paris. Oder der: den habe ich auf einem Flohmarkt gefunden. Und den da hat mir Valerie geschenkt. Eine Kollegin aus ihrer Schule ist übers Wochenende nach Paris geflogen und Valerie hat sie beauftragt, ein besonderes Exemplar mitzubringen – für mich! Und dieser hier...

Es interessiert Sie nicht sonderlich? Schade. Es sind meine absoluten Lieblingsstücke. Und wie Sie nun bemerkt haben, hat es mich einiges an Mühe gekostet, das alles hier zusammen zu tragen. Würde ich die Dinge wegwerfen, würde ich damit auch meine eigene Mühe wegwerfen. Das geht doch nicht! Das verstehen Sie doch? Damit würde ich einen Teil meiner Lebenszeit quasi in den Müll werfen.

Der nächste Schritt wäre dann Menschen wegzuwerfen, weil sie funktionsvariabel sind, nicht tun, was von ihnen verlangt wird, wofür man sie eingekauft hat. Weil sie nicht mehr gebraucht werden. Weil sie nicht mehr so schön sind. Alt. Brüchig. Unmodern. Ich hab damit Erfahrung, wissen Sie.

Anton zum Beispiel hat das gemacht. Mit mir. Aber das gehört nicht hierher. Obwohl: Das war der Grundstein für meine Sammlung hier. Und: Anton war mein allererstes Exponat. Egal.

Ich versuche jedenfalls die Déchetes wirklich so gering wie möglich zu halten. Déchetes sind ein Problem für mich. Sie passen nirgends dazu, passen nicht ins System. Sie verstehen nicht? Warten Sie. Ich suche Ihnen ein Beispiel. Ein

Beispiel... Ja. Ein Beispiel wäre so ein römisches Colosseum aus dem Souvenirladen. Zum Glück habe ich ein solches nicht. Nie gehabt. Aber das wäre so ein Déchete, das bei mir nirgends reinpasst und das zu entsorgen wäre. Nicht in den Müll vielleicht, eher auf einen Flohmarkt. Aber der springende Punkt ist dabei: ich würde es nicht behalten wollen. Sie würden es wahrscheinlich wegwerfen. Ich hätte ein Problem mit dem Colosseum.

Ich habe hier Stadtpläne, Paris, Paris, Paris; Kleidung aus Paris, Kleidung in Paris. Ja, das ist ein Unterschied: die Kleidung in Paris hab ich 2013 dort getragen. Kleidung aus Paris habe ich dort gekauft, aber nie getragen! Was haben wir noch: Parfums, Keksformen, Reiseandenken divers – gut, da könnte ich das Colosseum hineintun. Es wäre also gar kein Déchete, sehen Sie. Aber ich denke, Sie haben verstanden, was ich damit meinte, dass es nicht in mein System passe.

Vielleicht fällt mir ja noch ein besseres Beispiel ein. Genau! Da war einmal ein kleine Schraube. Die kostete mich mindestens zwei Nächte. Sie passte nicht zu den Schrauben mit dem Kreuzschlitz, weil sie viel zu dünn war. Auch nicht zu jenen dünnen Schrauben, denn dafür war sie zu lang. Zu den langen Schrauben passte sie nicht, weil jene viel dicker waren – richtig boshaft war diese eine Schraube! Förmlich angegrinst hat sie mich bei meiner Suche nach der richtigen Zuordnung. Bis ich sie schließlich als Déchetes definierte und – ich gebe es ungern zu: ich habe sie in den Müll geworfen. Später habe ich sie da wieder herausgeholt. Valerie hat sie mitgenommen und einfach in ihren Werkzeugkasten gelegt.

Valerie ist überhaupt ein Schatz. Sie war es auch, die mich auf die Idee brachte – nach dem Raub durch den "Betreuer" – alle Kisten und Schachteln mit Vorhängeschlössern zu versehen. Zeigen Sie mir einmal ihre Hände! Drehen Sie sich doch einmal ganz langsam im Kreis. Ich möchte sehen, ob Sie etwas eingesteckt haben! Nichts? Dann ist es ja gut.

Ein unangenehmer Mensch war das, dieser "Betreuer". Alles hat er durcheinandergewirbelt. Nur damit er seinen Job nicht verliert und er sagen konnte, dass hier in der Wohnung pures Chaos herrsche. Er hat alles fotografiert! Stellen Sie sich das vor. Wo bleibt denn da die Privatsphäre? Immer wenn der da war, hatte ich danach jede Menge Déchetes. Tagelang war ich mit Aufräumen beschäftigt. Kaum war ich einigermaßen fertig, kam er wieder. Jede Woche ein Mal.

Es wäre besser, wenn in solchen Einrichtungen Menschen arbeiteten, die *auch* ein bisschen funktionsvariabel sind. Sie wissen, was ich meine. Also nicht solche Leute wie Sie. *Sie* – es tut mir ja leid, aber ich muss es so sagen, einmal muss ich es sagen: *Sie* füttern Ihre Seele ja mit der Scham der Hilfsbedürftigen, mit Ihrer Hilfsbereitschaft, die Sie niemals unter Beweis stellen wollen, mit Ihrem Mitleid für jene, die aus dem Rahmen der Gesellschaft purzeln – und dann mit dem stolzen Gefühl, dass Sie uns da haben, wo Sie uns hinhaben wollen: im Elend, das wir dann glauben, selbst verschuldet zu haben und aus dem wir kein Entkommen sehen.

Nein, ich leide nicht unter Verfolgungswahn! Dieser Wahnwitz ist Realität! Und: Nein, ich sage das nicht um mich aufzuwerten, indem ich vorgebe, etwas verstanden zu haben. Ich *habe* es verstanden. Verstanden *und* gelebt.

Aber das macht alles nichts. Ich mag Sie. Ja. Wirklich. Ich wollte Sie nicht erschrecken. Keine Sorge. Alles ist gut. Ich weiß wo ich hin gehöre. Und ich weiß wo Sie hingehören. Alles gut. Alles gut.

Ich liebe Tango. Können Sie Tangotanzen? Nicht? Schade. Dann tanze ich eben alleine. Ist nicht das erste Mal. Zum Glück sieht das der "Betreuer" nicht. Dann hätte er wieder etwas, um es in sein Handy zu diktieren und zu fotografieren.

Warten Sie, hier, die Karteikästen sind sehr praktisch. Alles Fotos und Ansichtskarten aus Paris. Das waren Zeiten. Temps passé.

„J'ai t'aime, ma petite Jaqueline Paris - tous jours, tous nuits et aussi quand je serai en ciel. Antoine; Ich liebe dich, meine kleine Jacky Paris - alle Tage, alle Nächte und sogar wenn ich im Himmel sein werde."

Diese Karte ist eine meiner Kostbarkeiten – für Valerie wird sie wohl zum Superfluo gehören.

Vielleicht sollte sie das auch für mich sein – schließlich traf er kurze Zeit später seine jeune Agnès.

So viele Karten, aber diese eine finde ich immer auf Anhieb. Ach ja…

Was ist denn da noch? Ich auf der Champs Ellyssee, ich im Louvre – da durfte man eigentlich gar nicht fotografieren, keine Ahnung, ob das jetzt auch noch so ist; ich bei Tiffanys mit Anton – die Verkäuferin hat ein Foto von uns gemacht, obwohl wir gar nichts gekauft haben. Danach waren wir im Café am Eiffelturm Frühstücken – so romantisch. Hochzeitsfotos, Hochzeitsfotos, Hochzeitsfotos. Valerie und ich in der Schule. Meine Güte ist das lange her. Und was wir für Frisuren hatten. Unglaublich. Ich fand die anderen Kinder in der Schule ja immer so anstrengend – da habe ich dann gerne auf eigene verzichtet. Auch ein Grund, warum Anton sich umorientiert hat.

Wer weiß, wofür es gut war.
Wie kommt denn Antons Schal hier herein? Man glaubt gar nicht, was man alles ansammelt, in den reiselustigen Jahren. Der Schal gehört natürlich in die Kiste mit den anderen Schals und Tüchern. Die wird Valerie sicher alle behalten. Von Chanel, Dior, Lacroix... Wirklich alle vom Feinsten. Ach Jacky Paris, du hast wirklich bessere Zeiten gesehen!

Ich finde es eigentlich erstaunlich, dass Sie noch da sind. Nicht viele halten es hier in meinem Refugium so lange aus. Also dieser "Betreuer" betreut mich innerhalb von fünf Minuten und geht dann wieder. Ich schwöre es Ihnen, länger ist der nie da. Ja, also mir reicht das auch völlig. Eigentlich hab ich keine Ahnung, wer den überhaupt bestellt hat. Ich war´s nicht. Sicher nicht.

Wissen Sie, wenn ich allein bin, schaue ich ja gar nicht mehr so oft in die Kartons. Ich gehe durch die Gänge, lese die Beschriftungen und schon weiß ich wieder, was alles darinnen ist. Das genügt mir. Es reicht zu wissen, dass alles seine Ordnung hat.
Werte? Ja für mich sind es Werte, die da schlummern. Sind Sie vom Finanzamt? Ich glaube nicht, dass das für Sie hier interessant sein könnte. Valerie, die ja alles erben wird meint: es sei hauptsächlich Plunder. Fundstücke um meine Erinnerung auf Trab zu halten. Wahrscheinlich hat sie Recht. In ihren Augen. Nicht in meinen. Für mich ist das alles hier Familie. Freunde. Nachbarn. Gesellschaft. Genau, es ist meine Gesellschaft. Mein Leben schlechthin. Guthin.
Von mir aus: Schätzen Sie nur den Wert. Wegen einer möglicherweise zu berechnenden Erbschaftssteuer? Hat Valerie Sie geschickt? Ich bin doch noch zu jung zum Sterben! Vorerst gibt es daher auch nichts zu erben! Vielleicht ist es mir doch lieber, Sie gehen jetzt.

Wahrscheinlich kommt auch gleich der "Betreuer". Ein komisches Wort: Be-treu-er. Treu – wem gegenüber eigentlich? Mir gegenüber nicht. Da hat er eher etwas ver-un-treut. Vielleicht ist das zwanghaft, wenn so etwas schon in der Tätigkeitsbezeichnung festgeschrieben ist? Ich sollte so etwas nicht einmal denken. Sonst verdenkt man mir das. Und dann bekomme ich womöglich einen Denkzettel, dass mir meine Zettelwirtschaft hier vergeht. Und dann kommt ein anderer, der mit dieser Wirtschaft hier aufräumt. Mich wegräumt.

Sind Sie deshalb da?

Man wird mich wegräumen, verräumen und dann ist die Erbschaft und die dazugehörige Steuer fällig.

Bin ich schon über dem Ablaufdatum?

Gehen Sie! Los! Verschwinden Sie! Gehen Sie! Das ist meine Wohnung. Das ist Hausfriedensbruch, wenn Sie nicht gehen, obwohl ich Sie dazu auffordere! Raus hier!

Sie sind nicht von der Finanz? Meine Einsamkeit hat mir wieder einen Streich gespielt, nicht wahr? Werden Sie mich nun entmündigen lassen? Mir die Fähigkeit mit meinem Geld sorgsam umzugehen aberkennen?

Das mit dem Geld wird überbewertet. Meine Meinung. Aber meine Bedürfnisse sind auch gering. Ich hab hier alles, was ich brauche. Wenn ich ein wenig Unterhaltung brauche, dann setze ich mich einfach beim Arzt nebenan ins Wartezimmer. Meine Güte, was die Menschen alle für Probleme haben! Wenn es mir zu viel wird, gehe ich wieder heim. Badezimmer? Nein habe ich keines. Ich gehe einmal die Woche ins Schwimmbad – das ist perfekt. Man kennt mich dort schon. Es ist kein Problem meine Wäsche dort zu waschen. Ich habe nicht vieles in Gebrauch, das meiste ist in den Kartons säuberlich sortiert. Darauf lege ich großen Wert: Reinlichkeit und Ordnung. Das könnte ich jedem beibringen. Wirklich! Darin bin ich perfekt. Eine Expertin sozusagen. Und im Sammeln von Dingen, die mit Paris zu tun haben. Sogar in meinem Namen habe ich PARIS. Originell, nicht wahr. Die Amerikaner haben mir das dann nachgemacht. Aber ich nehme es ihnen nicht übel. Warum sollte es nur mir allein gefallen? Das zu glauben wäre dumm. Ist doch schön, wenn mein Geschmack auch anderen gefällt.

Wissen Sie, was ich nie sammeln wollte? Geld! Geld verdirbt den Charakter, egal ob man viel oder zu wenig davon hat. Geld stinkt. Es ist schmutzig. Darum sammle ich es nicht. Mir würde es gefallen, wenn wir mit Zeit zahlen könnten. Ich putze eine Stunde lang für die Nachbarin die

Fenster, dafür geht sie für Valerie einkaufen und Valerie bäckt uns einen Kuchen zum Kaffee. So könnten Schulden niemanden ruinieren, Politiker könnte man nicht so ohne weiteres korrumpieren und der globale Waffenhandel wäre auch nicht so einfach und geheim.

Apropos geheim. Und apropos erben. Ich werde Ihnen etwas verraten. Aber dazu brauche ich noch ein bisschen Musik von Astor Piazzola. Einen schönen Tango. Der macht mich stark. Zumindest für den Moment.

Wo ist er denn?

Jetzt werden Sie glauben, dass es mit meinem Ordnungssystem doch nicht so weit her ist. Aber ich versichere Ihnen, es macht Sinn, das, was ich suche, gut zu verwahren. Also bis jetzt hat es Sinn gemacht.
Wo ist er bloß?
Er muss da in der Nähe der Kiste mit den Paris-Kleidern sein.
Wissen Sie, das mit der Einsamkeit ist ja alles relativ. Eigentlich wohnen wir hier ja zu zweit. Das weiß nur niemand. Auch Valerie nicht. Sie darf es auch nie erfahren. Nie! Nicht

auszudenken, was sie für einen Schrecken kriegen würde, wenn sie ihn findet.

Na also. Da ist er ja!
Fein säuberlich ist er hier konserviert.
Zumindest sein Herz.

Darf ich vorstellen: Anton.
Auch bekannt als Antoine.
Mein Mann.
Nein, gemeldet ist er natürlich nicht in dieser Wohnung. Die offizielle Variante seines Aufenthalts habe ich Ihnen ja schon mitgeteilt: Er hat mich wegen der schönen, jungen Agnès damals in Paris verlassen. ABER MICH VERLÄSST MAN NICHT WEGEN SO EINER KLEINEN SEXBESESSENEN SCHLAMPE!
Das hat er zu spät verstanden. Das kleine Taschenmesser war scharf wie eine Rasierklinge – irgendwo bei "Besteck Paris" liegt es noch in der Kiste. Ritz fitz und da lag er mir zu Füßen in unserer muffigen Pariser Kellerwohnung. Das Ausweiden war ganz leicht, das habe ich schon als Kind zuhause beim Schweineschlachten gelernt.
Es bleibt dasselbe – egal ob Mensch oder Schwein. Die

hungrigen Straßenkatzen waren begeistert über das regelmäßige Futter. Nur das Herz, ich hätte es nicht übers Herz gebracht das Herz das mir so lange Zeit gehörte, auch den Katzen zum Fraß vorzuwerfen. So habe ich es eingelegt und mitgenommen und meinen Anton bei mir behalten. Meinen Herzbuben. Was hätte ich machen sollen?

Die Valerie kann alles haben - aber nicht den Anton. Das würde sie auch gar nicht überleben. Den Anblick. Ich weiß, dass sie ganz scharf ist auf das alles. Das sehe ich an ihrem Blick. Genauer betrachtet: wann war sie eigentlich zum letzten Mal hier?

Blumen hat sie mitgebracht. Einen Kaktus. Sein Topf? Ist schon fein säuberlich in der Schachtel, die ich Ihnen schon gezeigt habe. Es war ein blauer Topf. Oder grün? Irgendetwas dazwischen?

Wo bleibt denn nun dieser "Betreuer"?

Jetzt, wo Sie mein Geheimnis kennen... Sie werden nicht schweigen, stimmt´s? Ich werde meine Finanzen nicht mehr selbst bestimmen, nicht wahr?

Nehmen Sie mich gleich mit?

Können wir nach Paris fahren?

Darf ich Anton behalten?

Aber tanzen darf ich mit ihm. Einen letzten Tango tanzen. Mit meinem Herzallerliebsten.

***

6 Lilo: Finale Horizontale

Arme Sau – meine Bettnachbarin hier im Krankenzimmer. Oder heißt das neuerdings „Gesundenzimmer“ – so wie die Krankenkasse neuerdings Gesundheitskasse genannt wird, um jedem Kranken ein schlechtes Gewissen zu machen, weil er nicht gut genug auf sich geachtet hat, um nicht in den Genuss von medizinischen Leistungen kommen zu müssen? Egal. Ich hab ganz andere Sorgen. Meine Bettnachbarin nicht mehr. Eigentlich hat sie Schwein gehabt. Sie hat es geschafft.

„Alles Gute, Traudi! Komm gut über die Regenbogenbrücke! Vielleicht kannst du mir ja mal im Traum erscheinen und erzählen, ob du gut angekommen bist. Ob man dich gebührend freundlich empfangen hat. Du gute Seele. Ich kannte dich keine 12 Stunden, aber trotz deiner Angst, deiner Not warst du freundlich, aufmunternd, fast gut drauf obwohl du wusstest, dass du nur kurz hier sein würdest, vielleicht nur Minuten. Aber solche Minuten können lange währen...“

Ich bin es nicht!

Ich bin nicht gut drauf.

Ich bin nicht freundlich!

Und ich bin auch keine gute Seele. War ich auch nie. Werde ich wohl auch nie sein. Die noch zu erwartende Zukunft ist zu kurz, um mich noch zu entwickeln. Ach, scheiß doch drauf.

„Was hat es dir gebracht, Traudi? Hat es dir etwas gebracht, lieb, nett und angepasst zu sein?

Beide sind wir hier gelandet. Haben unser Lebenssparbuch abgeräumt und ...“

Das fehlt gerade noch: Selbstmitleid! Lilo badet nicht in kostbarer Eselsmilch, um ihrem fahlen und in die Jahre gekommenen Teint auf die Sprünge zu helfen, sondern in heulendem Elend. Damit schaut man ja auch viel schneller aus wie die Freundin des Spions der Finsternis. Willst du das, Lilo? Willst du das wirklich?

Weit hast du es gebracht!

Gratulation!

Oder hoffst du, dass es dich nicht treffen wird? Nicht jetzt schon! Du hast es doch selbst herbeigeführt! Jetzt steh gerade dafür – oder meinetwegen: liege gerade dafür. Das hast

du immer gemacht, also hör nicht jetzt damit auf; es wäre schade, um eine deiner wenigen guten Eigenschaften, Lilo! Außerdem: Mit wem würdest du verhandeln wollen?
Mit der Ärztin?
Mit der Krankenschwester … Gesundheitsschwester … Warum überhaupt „Schwester“? Warum nicht „Bruder“?
Ach so ja, weil es nicht gut bezahlt ist. Kein „Bruder“ arbeitet, damit man ihn dann lediglich als Helden in der Krise beklatscht. Für einen warmen und verschwitzten Händedruck von irgendeinem dahergelaufenen Männlein, das Politik spielt, sich immerzu auf der großen Bühne im Licht der Scheinwerfer sonnt und völlig übersieht, dass es sich um das wahre Leben handelt und dass das Stück, um das es geht kein Monolog für einen strahlenden Star ist, sondern eine Aneinanderreihung von Massenszenen.

Was reg ich mich eigentlich über mir völlig fremde Leute auf? Ich hab genug eigene Probleme. Für Lösungen sind mir allerdings mit der Zeit die Fähigkeiten irgendwie abhandengekommen. Leider.

Ja, ja, die Liebe.

Jeder will sie kennenlernen, auskosten, festhalten. Dabei übersehen wir, dass sie eigentlich ein Gift ist, das mehr Probleme schafft als löst. *Meine* Erfahrung.

Scheiße!

Scheiße!
Scheiße!
Scheiße!

Wo ist denn mein Seelentrösterchen?
Wo ist meine Tasche? Da. Groß genug für viele kleine Fläschchen.
Ah, das tut gut, wenn es die Kehle hinunterbrennt und die Denkzellen kurz Pause haben. Viele meinen, dass das keine Lösung ist – das stimmt nicht. Alkohol wärmt. Zuverlässig. Innen und außen.

Mein Mobiltelefon.
Der Akkustand spiegelt meinen gefühlten Lebenserwartungsstatus wider: drei Prozent.
Wenn ich noch drei Prozent von meinem Leben vor mir habe, dann …

Jetzt bin ich fünfund... nein, ich spreche diese unglückselige Zahl nicht aus und fünf Monate dazu ...
545 Monate mal 30 Tage sind 16.350 Tage...
Ein Prozent sind dann aufgerundet 164 Tage mal drei? Das sind dann 492 Tage. Dividiert durch 30 sind dann 16,4 Monate.
Nein, ich habe also nicht einmal mehr drei Prozent meines Lebens vor mir. Drei Prozent sind wirklich nicht viel, nicht wahr?
Nicht einmal drei Prozent. Jetzt bin ich doch ein wenig schockiert.
Aber die von Ernst errechnete Zeitspanne lag bei wenigen Tagen. Er hat es mir vorgerechnet.
Die Ärztinnen tappen völlig im Dunkeln, haben keine Ahnung, was mit mir ist. Warum das Leben sich Stück für Stück aus meinem Körper schleicht.
Der gute Ernst hat ernst gemacht, keine leeren Worthülsen abgefeuert. Ernst, mein Geliebter und Henker. Nein, ich verrate dich nicht.

Ha!
Als ob ich es immer schon gewusst hätte, dass mein Lebenskonto nicht besonders reich gefüllt ist. Ich hab nichts

anbrennen lassen, oh nein! Kein Glücksangebot ausgeschlagen, und kam es noch so windig daher; keinen Liebesversuch abgewiesen.

Ich habe gelebt.

Intensiv gelebt.

Es sieht fast so aus, als ob ich nun auch *intensiv* sterben werde. Auf der *Intensiv*station.

Wenn sich meine Werte nicht bald bessern, was nicht der Fall sein wird, sollte Ernst ganze Arbeit geleistet haben, sich nicht in der Dosierung verkalkuliert haben. Immerhin habe ich keine Schmerzen. Das soll so bleiben, angeblich. Ich hoffe das Beste.

Werte!

Werte waren Ernst immer wichtig: Treue, Wahrheit, Loyalität. Nur führ ihn habe ich mich in den vergangenen Monaten im Gesamten gebessert. Bin besser geworden – sprich brav. Oder das, was sich meine Mutter als „brav“ immer gewünscht hat.

Und wohin hat es geführt?

Aus dem aktuellen Zustand hier zu schließen: in den frühzeitigen Tod!
Nein, so kann man das auch wieder nicht sagen. Es hat mir dieses scheiß Taubheitsgefühl in den Beinen gebracht! Und darüber hinaus die Angst, dass dieses Abenteuer hier womöglich nicht so endet wie geplant. Eine Heiden-Angst hab ich! Wir wollten das gemeinsam durchstehen, Ernst! Noch nie hatte ich so eine Mega-Riesen-Scheiß-Angst! Noch nie! Und ich hatte schon oft Angst. Ich bin ein Angst-Profi. Lilo macht keine halben Sachen.

Wäre ich nur da geblieben, wo ich hingehöre. Wo ich mich auskenne. Wo ich mir zu helfen weiß. Nein: Wo ich mir zu helfen wusste. Ich kann hier und heute schon in der Vergangenheit von mir sprechen. Ein seltsames Gefühl.
Ja, ich wusste, wie meine Welt funktionierte. Und dieses Wissen ist mir nicht gerade in den Schoß gefallen, beileibe nicht! Aber es war in Ordnung für mich.

Ha… in „den Schoß gefallen" und „beileibe", was für eine zutreffende Ausdrucksweise! Mit meinem „Schoß" und meinem „Leib" hatte es zu tun, ja. „Gefallen" ist dabei meine Unversehrtheit, seelisch wie körperlich. Gefallen, in das tiefe Nirgendwo des Urvertrauens. Wenn du das einmal verloren hast, dann gute Nacht, Mädchen! Aber ich habe mir meine Welt wieder zusammengeflickt und einen Neuanfang gesucht.

Aller Anfang war immer und immer wieder ganz schön herausfordernd. Ttrotzdem: Was auch immer der Tag hergegeben hat, hab ich mir genommen. Hab es ausgekostet, bis … Natürlich waren da auch bittere Bissen dabei. Aber: ich habe sie geschluckt, weggesteckt, bin nicht daran erstickt, krepiert – bin daran sogar gewachsen. Auf meine Weise.

Es kann natürlich sein, dass es viel zu viele giftige Einheiten waren, die es zu verdauen gegolten hat und ich steh jetzt deshalb – nein, ich liege – da, wo ich eben bin: an der filigranen Schnittstelle wo das Leben in den Tod übergeht. Ich nehme sozusagen die finale Horizontale ein, ein würdiger Abschied für jemanden vom „liegenden *aka* horizontalen Gewerbe".

Am Ende des Daseins. Meines Da-Seins. An der Vorankündigung meines Weg-Seins, Weg-Gehens – weggehen mit diesem Taubheitsgefühl in den Füßen, das mir schon bald bis ins Knie kriechen wird ist eher unrealistisch. Ich bin hier quasi gefangen. Ich könnte, wenn ich das wirklich wollte,

maximal versuchen zu kriechen, zu robben; aber auch meine Fingerspitzen haben sich bereits verabschiedet. Gefühlbefreit. Ich kann sie sehen, aber sie gehören irgendwie nicht mehr zu mir. Kann sie kaum mehr ansteuern, sie gehorchen mir nicht mehr richtig. Ich muss mich beeilen. Die Aufnahme am Mobiltelefon aktivieren, solange ich noch sprechen, klar denken kann.
Gut.
Ich war nie feige. Immer neugierig auf das was kommt, immer möglichst zuversichtlich, dass alles besser wird als es gerade war. Nein. Es war nicht immer alles gut.

Es war *nicht* immer alles gut.

Es ist mir wichtig, das festzuhalten, denn wer weiß, was alles ans Licht kommt, wenn ich nicht mehr da bin. Ich möchte einfach nicht, dass es heißt: Die Lilo war ja ein zwielichtiges und kriminelles Luder. Das will ich einfach nicht. Weil: So einfach ist das nicht. Man muss schon auch die Umstände berücksichtigen, wenn man jemanden in Bausch und Bogen verurteilt.
Wirklich kriminell war ich nie. Das nicht. Ich habe mir maximal genommen, wovon ich dachte, dass es mir zusteht:

Ein bisschen mehr Taschengeld aus Mutters Brieftasche, wenn sie mir wieder einmal einfach eine gedonnert hatte, weil sie selbst gerade grundlos vom sternhagelvollen Vater verprügelt worden war.
Die Ohrringe von der Chantal, die sie von Erich bekommen hat, nachdem sie ihn mir skrupellos ausgespannt hatte.
Die Wodkaflasche aus dem Supermarkt, weil ich mir das Geld, das so ein Betthupferl kostet, erst mit einem Liebesdienst am bettlägerigen Nachbarn verdienen konnte. Den Lohn dafür bekam ich von seiner dankbaren Frau zugesteckt, die in der Küche auf die erlösten Laute ihres Mannes wartete. Aber da war es dann fürs Bezahlen an der Supermarktkasse eben schon zu spät und bis zum nächsten Mal reichte das Geld natürlich nicht.
So etwas eben. Das ist nicht kriminell, oder? Nein.

Man glaubt gar nicht wie wichtig die Fingerkuppen und das Gefühl darin sind und wie schwierig das Googeln ohne ist. Zwielichtig? Was meint Dr. Google zu „zwielichtig"? Anrüchig, dubios, fragwürdig, halbseiden, lichtscheu, undurchsichtig, ominös, verdächtig, verrufen, zweifelhaft. – Das müssen andere beurteilen und haben vielleicht Recht. Wer steht schon gern im Rampenlicht, wenn er oder in diesem

Falle „sie“, sprich „ich“ aus lauter Not, weil der Hunger im Magen rumort, die Taschen des ganz offensichtlich bestens situierten Managers nach ein bisschen Bargeld durchwühlt, während dieser eilends auf der luxuriösen Sanitärstation des Fünf-Sterne-Lokals noch schnell sein Viagra mit dem japanischen Nobelwasser Rokko-No-Wizu auf den Weg schickt, nachdem er für mich, als seiner Begleitung, beim Kellner einen Salat und ein stilles Wasser geordert hat.
Diesen Abend werde ich nie vergessen!
Er hat richtig reingehauen: Zuerst einen Aperitif, einen Negroni Classico mit viel Gin. Auch für mich. Immerhin.
Danach ein Amuse gueule: Gebackene Steinpilze. Die sahen richtig gut aus und dufteten noch viel besser. Ich bekam zwar kein eigenes Gericht, wurde aber großzügig gefüttert. Ich kam in den Genuss eines ganzen Pilzschnitzes! Phänomenal gut! – Bei dieser Erinnerung läuft mir das Wasser im Mund zusammen. Immerhin das funktioniert also noch. – Danach wurde eine getrüffelte Kresseschaumconsommé aufgetischt.
„Vom Guten immer nur wenig genießen, das hält die Gier der Frauen schön auf Trab – und sie merken nicht einmal die Absicht der Männer dahinter“, ließ mich mein selbstzufriedenes Gegenüber mit unappetitlich meckerndem Lachen

an seinem Wissen teilhaben und ließ es sich schmatzend schmecken. Sein ziegenhaftes Gelächter erinnerte mich an eine schlechte Darstellung des „Faust" in unserem kleinen Theater hier. Ich verweigerte die dargebotene Kostprobe der undefinierbar gefärbten Suppe – Kresse gehört für mich aufs Butterbrot – und diese überteuerte Flüssigkeit war eine ganz einfache Kartoffelcremesuppe, das sah sogar mein kulinarisch ungeübtes Auge. Was soll ich sagen? Diese Weigerung kostete mich den Rest des frugalen Mahls, denn der Herr war nun beleidigt und bestellte mir besagten Salat. Nicht etwa eine üppige Kreation unterschiedlichst köstlicher Zutaten, nein, einen Blattsalat ohne weitere Zugabe. Sein Beuf irgendetwas – für mich sah es aus wie ein nicht ganz durchgebratenes Filetstück vom Rind – kaute er verdrossen vor sich hin, so wie ich mein Grünzeug. Von gepflegter Konversation keine Spur mehr. Ich befürchtete schon, er würde sich bei der Agentur beschweren. Aber da täuschte ich mich. Nach Vertilgung von Hauptspeise, Dessert und Digestif legte der Mann die Serviette beiseite, beugte sich vertraulich zu mir über den Tisch und meinte, dass er mir sehr dankbar sei, dass ich während des Essens so wohlerzogen den Mund gehalten hatte. Er werde sich nun ein wenig frischmachen

und dann könnten wir zum anregenden Teil des Abends übergehen, wenn ich wüsste, was er meine.
Natürlich wusste ich, was ihm vorschwebte. Ich nickte der Erwartung entsprechend verheißungsvoll. Sobald er aber um die Ecke verschwunden war, schnappte ich mir sein Kleingeld aus der Sakkotasche, das immerhin einige Hunderter und andere Scheine bedeutete und machte mich vom Acker der lukullischen Genüsse.

Die Agentur sperrte mich, die Zeitung titelte „Escortlady kocht Manager ein und eskortiert sein Bargeld nach draußen". Ich hab den Zeitungsausschnitt noch. So kam ich zu meinem ersten offiziellen „Ruhmesblatt"!
Irgendwann, als ähnliche Meldungen über mich häufiger erschienen, legte ich ein eigenes Album dafür an. Ich kam immer mit Verwarnungen, Geldstrafen und bedingten kurzen Haftstrafen davon. Meine Ruhmesblattsammlung nahm mit der Zeit ein durchaus beachtliches Ausmaß an, denn die örtliche Presse liebte meine kreativen Robina-Hood-Eskapaden und fand immer sehr treffende Titel für die kleinen Berichte darüber. Ein Highlight war zum Beispiel auch „Goldfisch Lilo lässt den Anglerfürst Berger nicht vom Haken". Der Berger wollte die Zeche prellen und mich mit den

horrenden Kosten für einen Petersfisch sitzen lassen – nur weil ich mich weigerte, meinen Slip unterm Tisch auszuziehen und ihn auf Bergers Teller zu drapieren. Nicht, dass dieser Wunsch so neu gewesen wäre oder ich mich schämte, nein, es war mir einfach zu blöd, zu kindisch. Also stellte ich mich neben den lüsternen Berger, entledigte mich auffällig und für alle gut sichtbar meines kobaltblauen Slips und legte ihn gekonnt theatralisch auf den vor ihm stehenden Grätenteller. Von manchen Herren erhielt ich Standing Ovations, auch einige Damen klatschten mit wissendem Gesichtsausdruck Beifall, den ich huldvoll entgegennahm. So ein Berger ist schließlich kein Einzelfall. Verdrossen stand er auf und ging zur Tür. Einfach so. Aber nicht mit mir, habe ich mir gedacht. Ich schrie laut *„Der Herr Berger möchte zahlen!“* Pech für den Mann, dass eine Journalistin vom Tagblatt unter den Gästen war. Ein Handyfoto war schnell gemacht und so kam ich zu einem schönen Ruhmesblatt.

Männer wie der Berger waren keine entschuldbaren Einzelfälle. Wirklich nicht. Aus meiner Erfahrung kann ich sagen: Männer, die zu Frauen wie mir kommen, sind so ziemlich alle gleich. Es sind keine „armen Hascherl“, die zu schüchtern sind, um eine Frau ins Bett zu bekommen. Es sind nicht beeinträchtigte Typen, die auch einmal Sex haben wollen – wobei ich dieses Argument von den vielen Leuten, die Sexarbeit als notwenige Dienstleistung einstufen, ziemlich diskriminierend finde. Warum soll ein Mann, der eine Beeinträchtigung hat, keine finden, die freiwillig mit ihm Sex genießen will. Also echt! Die Typen, die zu einer Hure gehen, die kaufen sich Sex, weil sie glauben, ein Recht darauf zu haben. Statistisch belegt ist, dass drei von vier Männern Sex kaufen. Weil es ihnen egal ist, ob die Sexualpartnerin will oder nicht. Sie wollen! Das alleine zählt. Sie wissen, dass die Frau unter, über oder vor ihnen zu allem „Ja" und „Geld her" sagen muss – egal ob sie auf eigene Rechnung oder mit Zuhälter arbeitet. Sie wissen, dass die Frau das nicht „freiwillig" macht, sondern durch Umstände dazu gezwungen ist. Prostitution ist das Gegenteil von sexueller Selbstbestimmung. Es ist eine Form schnelles Geld zu machen – im Unterschied zu gutes Geld oder schönes Geld. Den „Freiern" ist nur ihr Ego wichtig, die Würde der Frau zählt nichts. Wer zahlt, schafft an. Damit degradieren sie eine Frau zur Ware, zu einem Objekt – durchaus auch die eigene Lebenspartnerin; sie lieben es, über die Grenzen der Frau zu gehen. Hab ich oft genug erzählt bekommen, und wenn diese dann genug davon hat … Adios.

Streng genommen ist es Gewalt, was sie mit dir machen. Abgesehen von der Art, wie sie dich behandeln – ob sie dich im vierzehnten Stock ans Fenster drücken, dir den Blick in den Abgrund aufzwingen und dir, während sie dich bearbeiten versprechen, dich danach hinunterzuwerfen oder dir nur nach getaner Arbeit ins Gesicht spucken.
Es wäre an der Zeit auch bei uns ans „Nordische Modell" zu denken, das Gewalt dieser Art verbietet, Freier Strafe zahlen müssen. Denn erst durch ihre Nachfrage funktioniert dieses Geschäftsmodell überhaupt, das hauptsächlich zu Lasten von Frauen geht.

Ich sollte nicht mehr daran denken. Wie bin ich überhaupt auf diese Erinnerungen gekommen?
Ach ja, der Berger und meine Ruhmesblattsammlung!

Der Anfang war noch fast harmlos.
Ich heftete jede Menge Beiträge über meine kindlichen Auftritte bei Geburtstags- und Jubiläumsfeiern der heimischen Prominenz ein, die ersten Kritiken der Schultheateraufführungen und schließlich die vielen Ankündigungen zu den Gigs, die ich mit meiner Band hatte. Danach habe ich mich ein wenig aus der Öffentlichkeit zurückgezogen, es gab eine

unschöne Begebenheit mit unserem Tour-Manager. Aber davon vielleicht später. Obwohl. Auch der war nicht besonders originell. Und eigentlich reiht er sich einfach nur ein, in die Reihe machtbesessener und doch so kleingeistiger Männer.

Jedenfalls hatte ich dank des Geizkragens mit seinem Beuf-irgendwas für die nächsten Tage genügend Bares zur Verfügung, um mich neu zu orientieren und ich zahlte gleich einmal meinen Mietrückstand samt Strom- und Wasservorschreibungen. Ja, so vernünftig war ich. Aber wer sitzt schon gerne auf dem Trockenem und noch dazu im kalten Zimmer. Und, das weiß ich auch noch ganz genau: eine Wertkarte fürs Mobiltelefon leistete ich mir auf Vorrat.
Der Geldsegen währte natürlich nicht lange genug, um etwas Neues zu finden, das ich gerne machen wollte und wofür ich auch die Fertigkeiten gehabt hätte.

Die Lösung war schließlich ebenso einfach wie naheliegend: Meine Kollegin Luzia – privat und im realen Leben hieß sie natürlich anders, Karin nämlich – ließ sich doppelt buchen und überließ mir jene Kunden, die ihr lästig waren – gegen eine Provision selbstredend. Alles kostet. Sogar

Freundschaft. Ihre Kunden erwarteten allerdings spezielle Skills. Ja, Skills, das sagt man heute so, wenn jemand besondere Talente hat. Luzias Spezialgebiet war Dominanz. Da brauchte ich allerdings im Vorfeld ein wenig Nachhilfe. Man kennt das: Nachhilfe ist kostspielig. Sie verschlang den letzten Rest meiner „Beute“. Die Investition hat sich aber durchaus gelohnt. Erst später, aber doch. Alles was man lernt, kann man irgendwo, irgendwann einmal brauchen, sogar Latein. Ja! Habe ich in der Schule aber nicht gehabt und so hatte ich keinen Schimmer, was eine Domina wirklich macht. Sonst hätte ich wohl von vornherein abgelehnt. Ist einfach nicht meine Art. Ich bin von meiner Anlage her eher der Typ anschmiegsam, nachgiebig, sanft – bei Bedarf auch gerne temperamentvoll, das gab mein schauspielerisches Talent auch noch ohne großen Aufwand her. Herrisch, kalt und brutal – nicht mein Spezialgebiet. Aber hat es mir geschadet, diese Richtung auszuprobieren? Nein! Ich hab es sportlich genommen und mir gesagt, dass es mein schauspielerisches Repertoire bereichern wird – und so war es ja auch.

Manchmal gibt dir das Leben Nüsse zu knacken – du musst nur aufpassen, dass nicht du es bist, die geknackt wird.

So ist das. Ich habe mir nicht alles gefallen lassen. Und da gab es so einiges – tatsächlich gab es sogar noch viel mehr, was ich mir nicht hätte gefallen lassen sollen. Aber nicht immer war ich stark genug, manchmal vielleicht sogar nicht klug genug zu erkennen, was eigentlich läuft. Schon als Kind, wenn ich so darüber nachdenke und beurteile – beurteile mit dem Wissen von Heute, mit den Erfahrungen eines ganzen Lebens.

Mein großer Traum: Schauspielerin werden. Auf der Bühne stehen. Vor Kameras. Soweit ich zurückdenken kann: immer wollte ich ins Rampenlicht. Bekam es auch. Zuerst auf sämtlichen Familienfeiern. Mit Gedichten oder Liedchen wurde ich auf den Tisch neben die Torte gestellt. Für meinen Onkel Friedrich war ich dann sogar der Ersatz für die Torte oder die Vorspeise oder die Nachspeise – keine Ahnung. Aber er hatte mich quasi „zum Fressen" gern – so haben es viele immer wieder behauptet. Erst viel später ist mir ein Licht aufgegangen, dass es tatsächlich so gewesen war: seine Küsse, sein Wiegen – nicht auf den Knien – sondern auf dem Schoß, seine Bereitschaft mich mit der Schaukel bis in den Himmel fliegen zu lassen und mit mir den Rocksaum des Festtagskleidchens, sein Tätscheln meiner dünnen sonnengebräunten nackten Beine. Er hat mir nie weh getan – unsere Geheimnisse waren durchaus süß, einfach weil er mich voll des Lobes immer ernst genommen hat. So ernst, wie es mir vielleicht gar nicht zugekommen war. Dennoch hat es mir geschmeichelt und so ließ ich mich gerne auf unsere streng geheimen Verschwörungen ein – voller Vertrauen, dass er als erwachsener Mann schon weiß was richtig ist.

Richtig war das wohl nicht, lieber Onkel Friedrich, mögest du in der Hölle schmoren für das, was du laut meiner Therapeutin in mir angerichtet hast! Du hast mir ein seltsames Männerbild eingepflanzt: *Männer sind leicht manipulierbar. Du bekommst alles von ihnen, wenn du bestimmten Gelüsten Befriedigung verschaffst. „Lieb" bist zu ihnen, sie in einer bestimmten Weise ansiehst, mit piepsig-unschuldiger Stimme vorgibst sie zu bewundern, mit verheißungsvollen Gesten Versprechungen machst.* Die Liste wird mit der Zeit länger und länger.

Es mag Ausnahmen geben.

Mir sind nur wenige begegnet. Keine, eigentlich. Oder vielleicht bin ich nur den falschen begegnet. Wer weiß das schon?
Aber ich schweife ab.
Gut, dass diese Geschichten nun alle auf dem Handy aufgezeichnet sind. Ich werde den Umweg über meine Kindheit hier nicht löschen, er gehört ja auch dazu, mich und mein Tun zu verstehen – falls das überhaupt jemand möchte.
Ich möchte es jedenfalls…

Meine Arme sind schon bis zu den Ellenbogen gefühllos. Die Oberarme? Ja, die sind noch da…

Ich bin durstig. Da ist noch Tee in der Tasse und ein Strohhalm. Schwer zu erreichen. Krankenhaustee. Hibiskus mit einem Hauch Moder im Abgang. Aber wahrscheinlich sollte ich froh sein, meinen Geschmacksinn noch zu haben. Ob mir die Krankenschwester vielleicht einen Wodka einfüllen würde? Einen Versuch wäre es wert, ich hab ja nichts mehr zu verlieren, wie es aussieht.

Besser ich warte auf eine Pflegerin, oder nein, jemanden vom Reinigungspersonal. Die haben vielleicht nicht so große moralische und medizinische Skrupel. Das wäre ein würdiger Abschiedstrunk. Ein ehrlicher, geruchsneutraler Wodka. Ich finde, das ist nicht zu viel verlangt. In meiner Situation hier.

Vielleicht findet sich sogar eine Schriftstellerin, die ein Buch daraus macht? Das wäre schön. Das habe ich noch nicht in meiner Ruhmesblatt-Sammlung – ein ganzes Buch. Schwamm drüber.

Ich werde es nicht mehr mitbekommen. Zumindest glaube ich nicht daran, dass wir nach unserem Tod mit unserer Seele da oben auf einer Wolke dahinschweben und penibel das irdische Geschehen verfolgen, unsere Lieben beschützen und jene, die uns Böses angetan haben bestrafen können. Aber: Meine Seele wird auf den Tischen tanzen, sie wird rocken, wild, stampfend, hüpfend, ausgelassen und atemlos. Oder so.

OK, erwischt.

Ich wünsche mir also doch, dass es eine Art Leben nach dem Tod gäbe. Hab ich gar nicht gewusst. – Irgendetwas muss da doch noch sein. Oder? Nicht? Doch!

Ich will, dass es so ist!

Es tröstet mich ein wenig, nimmt mir die Angst davor, nur von einem weißen Nebel aufgesaugt zu werden. Zisch. Fauch. Aus. Vergessen.

Andererseits wäre es ja gut, vergessen zu werden. Dann kann Gras über alle Schandtaten wachsen.

Aber will ich wirklich vergessen werden? Sicher nicht. Im Gegenteil. Es gab Zeiten, da habe ich alles dafür getan, um in die Ewigkeit einzugehen.

Ewigkeit! In diesem kleinen und begrenzten menschlichen Ermessensraum ist Ewigkeit wohl eine maximal drei Generationen überdauernde Zeitspanne.

Aber selbst um darin einzugehen, braucht es ganz schön viel: So zu sein wie eine Marilyn Monroe zum Beispiel. Jeder weiß, wer sie war, weiß, wie sie ausgesehen hat und obwohl sie so ein strahlendes Bild zurückgelassen hat, war sie nachweislich kreuzunglücklich. Von allen ausgenutzt und betrogen wie eine Hure. Wahrscheinlich wird sie selbst nach ihrem Tod noch ausgenutzt. Dass man sie nicht vergisst, ist wohl einer funktionierenden Marketingmaschinerie geschuldet. Ob sie selbst es so gewollt hätte? Ob sie sich darüber Gedanken gemacht hat?

Wahrscheinlich schon. Als Filmschauspielerin und Produzentin zielt man natürlich auf Ruhm und Glanz ab, es ist Teil des Jobs – der nur funktioniert, wenn du viele Menschen erreichst und berührst. Schaffst du das, belohnen dich die Menschen damit, dass sie dich in guter Erinnerung behalten, von dir schwärmen, erzählen.

Das mit der Unsterblichkeit habe ich jedenfalls gründlich versemmelt. Obwohl ich mich redlich um Skandale, Ausrutscher und Aufmerksamkeit bemüht habe. Wer wird über meinen Tod hinaus an mich denken? Von mir träumen? Die vielen Freier? In meinem Gewerbe ist das wohl etwas anders gelagert als in der Glitzerwelt des Films.
Meine letzte Chance ist nun ein früher Tod, aber selbst da bin ich zu spät dran, er wird kaum für Furore oder gar tiefe Betroffenheit sorgen. In unserem Geschäft sterben viele Frauen vorzeitig. Das ist ganz normal. Ich gehöre nicht zum „Club 27", in denen 27jährig verstorbene Celebritäten wie Amy Winehouse, James Dean, Janis Joplin und so vereinigt sind.
Kennt die heute noch wer? Na ja.
Eine Frau in mittleren Jahren: mittelalt, mittelschön, mitteldings. Das bringt nichts, schon gar nicht Ruhm und Ehre.

Das habe ich vergeigt. Ich seh es ein. Mit bürgerlichen Augen betrachtet wäre es ja unglaublich, wenn die Lilo berühmt werden würde – also die Lilo von heute! Damals als kleines Mäuschen, als alle Möglichkeiten offenstanden, damals hatte ich natürlich das Zeug dazu, aus meinem Leben etwas zu machen. Vielleicht. Oder auch nicht, wenn sich Dinge, wie sie der Onkel Friedrich mit kleinen Mädchen macht, auf die gesamte weitere Entwicklung auswirken, *negativ* auswirken. Aber das habe ich natürlich lange nicht gewusst. Ich dachte, es ist völlig normal, dass man solche Geheimnisse mit einem lieben Onkel teilt.

Tatjana, sie stand an der Straße wie ich, war in Sofia Psychologin mit eigener Praxis gewesen, bevor … na ja … Tatjana hat es mir einmal erklärt. Hat mit mir quasi Straßentherapie gemacht, während wir auf Kundschaft gewartet haben. Manchmal haben wir die ganze beschissene Nacht lang Zeit gehabt. Oder sagen wir so, wir haben uns die Zeit genommen. In solchen Nächten haben wir Freier mit ungepflegtem fettigem Haar oder speckig glänzenden Pickeln auf Wangen und Stirn einfach durchgewinkt, sie quasi den Kolleginnen „geschenkt“. Eine schöne Zeit eigentlich, wenn ich heute daran denke. Das war die Zeit nach der Escort- und

Dominaphase. OK, im Rückblick ist schnell mal etwas schön.

Hätte ich, was mir Tatjana erklärt hat, früher gewusst, wäre ich wahrscheinlich niemals in dieses Dienstleistungsgewerbe hineingerutscht, sondern hätte mein Talent an irgendwelchen Produzenten, Intendanten oder Regisseuren erprobt und wäre damit meinem damaligen Ziel wohl nähergekommen. Ganz bestimmt. Ich hätte das Zeug dazu gehabt und dank #metoo wäre ich heute bestimmt eine gefeierte Diva!
Hätte. Wäre.
Verschüttete Milch.
Oder Prosecco.
Oder Schnaps.

100 Euro pro Stunde. Eine Menge Geld für eine Frau von 20 Jahren.
Ich habe mich damals für das schnelle Geld entschieden, Elternhaus und Universität hinter mir gelassen und in der Glitzerwelt der Hauptstadt mein Glück gesucht, mein Unglück gefunden und mich bald 25 Jahre lang darin eingerichtet.
Ich will hier aber nicht jammern. Nur den roten Faden meines Lebens nachzeichnen und den Abschied daraus ein

wenig zelebrieren. Mir meinen Weg noch einmal ansehen, die Mühen der Steigungen, die abenteuerlichen Kurven, hin und wieder einen tiefen Fall und natürlich die Weggabelungen. Die Kreuzungen, wo bin ich abgebogen, falsch abgebogen, in einer Sackgasse gelandet – hab ich Ampelsignale ignoriert, Unfälle verursacht? Ach ja … Wenn man die Straßenverkehrsordnung des Lebens immer richtig deuten könnte, sie auswendig lernen, bevor man vor Entscheidungen gestellt wird. Nein. Das wäre ja sterbenslangweilig, wenn alles so vorhersehbar wäre!
Sterbenslangweilig – ein seltsamer Ausdruck. Ich habe nicht den Eindruck, dass Sterben zum Gähnen ist. Ganz im Gegenteil. Es ist schon ein ganz besonderes Gefühl zu wissen, dass alles, was du jetzt tust, sagst, denkst keine Bedeutung für deine Zukunft mehr haben wird.

Eigentlich bin ich zum ersten Mal wirklich frei! Sterben bedeutet Freiheit – bis auf den kleinen Umstand, dass du dir nicht aussuchen kannst, wann denn nun der letzte Moment da ist. Selbst im Sterben sind wir nicht ganz frei. Danach?

Ernst.

Es waren nur ein paar Monate und doch war es viel Zeit, die er mir geschenkt hat. Sein Name war Programm. ERNST. Ja, Ernst war ernst. In allem.

Als ich ihm zum ersten Mal begegnete – wir warteten hintereinander in der Schlange vor dem Popcorn-Stand im Kino – stand er vor mir. Mir fiel auf, dass er gut roch und dass er wohl gerade beim Friseur gewesen sein musste. Ich mag Männer mit modernem Haarschnitt, die nicht nur auf die Schnelle mit einem Trimmer die Haare auf fünf Millimeter Gleichstand bringen. Er drehte sich um, Popcorntüte und Cola-Becher in einer Hand balancierend und schon war es geschehen. Mit einem Schwall ergoss sich die braune Flüssigkeit über meinen hellen Mantel. Eine peinliche Schrecksekunde, ein Blick in ausdrucksvolle graugrüne Augen – er bestand darauf, meine Kleidung reinigen zu lassen, auch wenn ich ihm beteuerte, ich würde den Mantel einfach in die Waschmaschine geben und der Schaden wäre behoben. Ich sehe ihn heute noch vor mir, seinen schuldbewussten Blick, seine wirr ineinander verhedderten Kringellocken und sein hilfloses Lächeln. Er wirkte so anders, außerirdisch fast. Außerhalb meiner Welt. Etwas in mir war berührt; es fühlte sich an wie erstes Verliebtsein, das mir unter die Haut kroch.

Ein Gefühl, dessen ich nicht mehr geglaubt hatte fähig zu sein.

So schnell hatte er mich verführt – auch wenn wir nach dem Film einfach nur auf ein Glas Prosecco für mich und ein Bier für ihn in die kleine, nichtssagende Bar neben dem Kino gegangen sind.
Wir hatten Spaß, konnten gut miteinander über dieselben Dinge lachen.
Zum Beispiel… Genau! Das sehe ich noch vor mir:
Uns gegenüber saß ein Paar, das sich nichts zu sagen hatte. Wirklich nichts! Beide schauten stur in ihren Cocktail. Einmal holte der Mann Luft, als ob er gleich etwas erzählen wollte, richtete seinen Oberkörper auf, doch nach einem Blick auf sein Gegenüber, ließ er seine Schultern hängen, die Luft entwich mit einem Stoß aus seinem Brustkorb und es folgte Stille. Einige Minuten später machte die Frau einen Ansatz zu einem Gespräch und ihr Gegenüber lächelte und nickte scheinbar gequält.
Den ganzen Abend über machten wir uns auf deren Kosten lustig. Unbeschwert wie Kinder alberten wir herum. Bis Ernst mich nach meinem Beruf fragte.

Es ist unglaublich, was mir innerhalb des Bruchteils einer Sekunde alles durch den Kopf jagte: Nein, ich sage ihm nicht, dass ich eine Bordsteinschwalbe bin. Oder doch? Es wäre doch interessant zu sehen, wie er reagiert. Vielleicht haut er dann ab, so ein Naivling, wie er zu sein scheint? Ob er schon einmal bei einer Hure war? Nein, ich glaube diesbezüglich ist er noch Jungfrau … Ein Ladykiller wie er muss nicht … Was macht *er* eigentlich?

„Was machst *du*?“, fragte ich auch schon. Es war so leicht, das Gespräch auf ihn zu lenken. Der Klassiker: Mann redet gerne über sich.

Ernst ist, nein war Musiker. Schlagzeuger zwar, aber immerhin auch mit Anflügen, sich gesanglich hervorzutun. Das war ein herrlicher Anknüpfungspunkt für gemeinsames Schwelgen in musikalischen Höhenflügen unserer frühen Jugend. Es hatte den Anschein, dass mir irgendeine höhere Macht – oder war es der mittlerweile auch schon das Zeitliche gesegnet habende Onkel Friedrich – einen Mann über den Weg schickte, der nicht so zu sein schien, wie alle die ich bisher kennengelernt hatte.

Ich schwor mir, dass er niemals erfahren sollte, womit ich mein Geld verdiente.

Ernst brachte mich, ganz Kavalier der alten Schule, bis vor meine Haustür und wollte sich tatsächlich mit einem Abschiedskuss zufriedengeben. Ganz ehrlich: ich wusste nicht, ob ich beleidigt, amüsiert oder erleichtert sein sollte. Kurz überlegte ich natürlich eine Einladung zu einem Schlummertrunk, verwarf den Gedanken aber schnell wieder, weil ich nicht sicher war, wie eindeutig meine überall in der Wohnung herumliegende Berufskleidung ihm die Augen zu öffnen imstande war. Also wählte ich als Reaktion die Variante *amüsiert*. Lächelt eine Frau über das Verhalten eines Mannes, stürzt sie ihn damit in tiefste Verunsicherung. Sie spornt ihn nahezu an, sich Gedanken um ein alternatives Verhalten zu machen. In diesem Fall bat mich Ernst sofort um eine Verabredung in den nächsten Tagen.
Mit einem seligen Lächeln träumte ich mich durch die folgende Nacht. Ich hatte mich verliebt! Ich! Wie eine ganz normale junge Frau hatte ich mich in diesen wuschelköpfigen und liebaugenmachenden Ernst verliebt. Eine echte Überraschung! Ich war glücklich, gönnte mir einen freien Tag, einen freien Abend und eine freie Nacht, in der wir

mindestens fünfmal telefonierten und dutzende von Nachrichten austauschten, die hauptsächlich zum Inhalt hatten, wie toll wir uns gegenseitig fanden und dass wir uns wünschten nebeneinander aufzuwachen, mit allem was davor und danach dazugehört – und nicht nur eine Affäre lang, sondern gleich mit dem Versprechen für das restliche Leben.

Ein schöner Traum.

Ich erwachte, als ich merkte, dass ich wieder an den Bordstein musste, wenn mir das Geld nicht ausgehen sollte.
Ich arbeitete nur mehr drei Nächte pro Woche. Ernst sollte nichts davon mitbekommen. Meine Berufskleidung, die ich in meiner kleinen Wohnung ja nicht gut vor ihm verstecken konnte, fand Ernst aufregend, ohne zu wissen, dass er nicht der Einzige war, der sie zu Gesicht bekam. Dass er sich darüber keine weiterführenden Gedanken machte, fand ich ebenso seltsam wie beruhigend. Typisch Mann!

Eines Tages schleppte Ernst einen Freund an und stellte ihn mir als Franz vor – ein Standesbeamter, der uns auf der Stelle trauen würde, wenn ich *Ja* sage. Wir kannten uns gerade einmal drei Wochen – aber das *Ja* tanzte mir freudig und ganz selbstverständlich über die Lippen. Warum auch nicht? Ernst war mein Hauptgewinn! Unsere Hochzeitsreise ging auf den Tingl-Tangl-Markt unserer Stadt.

Dass Tatjana darüber nur den Kopf schüttelte und meinte, auf Lügen könne ich keine Ehe aufbauen, wertete ich als blanken Neid. Aber bald stellte ich fest, dass sie nicht ganz unrecht hatte. Immer öfter beschlich mich die Angst einem meiner Kunden zu begegnen, wenn ich Ernst auf seine Gigs begleitete. Es ließ sich nicht vermeiden, eines Tages war es soweit. Obwohl ich gewusst hatte, dass es jederzeit passieren konnte, war ich nicht vorbereitet, ich blöde Gans.

Es geschah auf einem Treffen von Motorradfreaks. Ernsts Band spielte den Hauptakt des Abends. Tausende von Menschen und ich mitten unter ihnen – oder besser gesagt, ganz vorn, erste Reihe. Die Musiker spielten gerade *Love is a Hero* von Freddy Mercury als mir von hinten eine Hand derb an die Pobacke klatschte. Erschrocken drehte ich mich um, nichts Gutes ahnend. Karl!
Na, Süße? Auch Harley-Fan? Die Teile passen allesamt prächtig zu deinen … er formte meinen Busen nach. Ich

versuchte Abstand zu wahren, meine Blicke jagten von Karl zu Ernst von Ernst zu Karl und wieder zurück, hoffend, dass Ernst besseres zu tun hatte, als zu mir herüberzuschauen. Wäre das Konzert im Dunkeln gewesen, hätte es kein Problem gegeben. Aber wir hatten einen strahlend sonnigen Nachmittag und Ernst hatte sich gewünscht, dass ich mein sexy anliegendes rotes Kleid anziehe, damit er mich immer gut im Blick haben konnte.
Ich floh. Auch wenn ich diese Toilettenhäuschen auf Festivals verabscheue, in diesem Moment war ein solches mein sicherer Zufluchtsort ohne Wenn und Aber. Der Geruch unterstrich mein Gefühl … Sch…e!
Ich hoffte darauf, dass Ernst Karls Auftritt verpasst hatte. Meine Gedanken rotierten, ich wappnete mich mit Ausreden wie „ein unverschämter Chauvi, der mein Desinteresse an ihm nicht akzeptieren wollte. Sollte Ernst ihn aber kennen, wollte ich zum Gegenangriff übergehen mit dem Vorwurf, was er denn für ungute Leute kenne. Aber Ernsts Aufmerksamkeit war andernorts gebunden gewesen.
Glück gehabt.
Nie wieder wollte ich mich so auffällig kleiden, wenn ich Ernst auf ein Konzert begleitete.

Tamara meinte ja, dass ich Ernst endlich reinen Wein einschenken sollte. Aber das kam für mich nicht infrage. Das wäre Etikettenschwindel gewesen. Was hätte er denn denken sollen? Dass ich ihn betrogen hatte? Ja! Und er hätte damit wohl auch Recht gehabt. Eine Hure zur Frau! Wie reagiert ein Mann darauf? – Nein, dieses Experiment soll an mir vorübergehen, nahm ich mir vor.

Wir hatten eine richtig glückliche Zeit.
Und mit der Zeit lernt man einander natürlich auch immer besser kennen. Ernst war mit seinem Musikerleben nicht so ganz zufrieden. Er wollte höher hinaus. Mehr erreichen. Ich konnte ihn gut verstehen. Und weil man sich manchmal selbst retten muss, ließen wir uns von den beiden Freunden Gin und Wodka trösten. Die Phasen, in denen wir Trost suchten wurden mitunter auch länger. Und schmerzhafter.
Für Ernst psychisch, für mich immer öfter auch körperlich.
Hatte Ernst mehr getrunken als ihm zuträglich war, rutschte ihm schon mal die Hand aus. Ich wurde zur Stellvertreterin seiner Verzweiflung, wenn das Studio zu viel Geld verlangte, der Marketingmensch keine Konzertbuchungen zustande brachte, die Kollegen keine Lust auf vermehrte Proben hatten, die Zeitungskritiken schlecht waren – die guten

sind bei meinen Ruhmesblättern, auch wenn es nicht direkt meine sind. Ich steckte die Prügel ein, ich tröstete mich mit der Einsicht, dass ich sie ohnehin verdient hatte. Nicht wegen der Gründe, die Ernst meinte, sondern wegen meiner Heimlichkeiten. Wenn es passierte – und es passierte in immer kürzeren Abständen – war Ernst am nächsten Tag völlig zerknirscht, lieb, sanft und zu allen Versprechen bereit, dass es nicht mehr vorkommt. Ich glaubte ihm. Ich wollte ihm glauben. Ich blieb. Hauptsache er ging nicht.
Und dann kam die Nacht, die alles veränderte.

Ernst hatte eine lang herbeigesehnte Probe. Vor zwei Uhr früh war wohl zuhause nicht mit ihm zu rechnen. Also konnte ich getrost zur Arbeit gehen.
Es war ein turbulenter Abend. Viele Männer, beste Stimmung, alles war gut. Es blieb sogar zwischendurch ein bisschen Zeit zum Tratschen mit Tamara. Ich erzählte ihr, wie glücklich ich war und sie schwärmte mir von einem neuen Kunden vor, der sie jeden Freitag exklusiv und für den ganzen Abend buchte und satt Honorar rüberwachsen ließ. Ein Russe. Aber einer von der kultivierten Sorte. Er sah angeblich aus wie eine fette Kröte, aber er wusste sich zu benehmen und liebte gute Restaurants. Ein richtiger Gewinn. Sie

hoffte, dass er noch lange in der Stadt blieb. Auch in diesem Gewerbe ist man an lebenslangen oder zumindest langjährigen guten Geschäftsbeziehungen durchaus interessiert.
Unsere Plauderei wurde jäh von einer Gruppe herannahender Männer unterbrochen. Einer davon war Ernst. Ich erkannte es zu spät.
Er sagte nichts. Er schaute mich nur an. Von oben bis unten und wieder zurück. Ich war zu geschockt, um etwas zu sagen, ich wollte ihm das erste Wort überlassen. Was hätte ich auch sagen sollen? Dass alles nicht so war wie es aussah? Das wäre selbst mir zu dreist gewesen.

Bisher hatte ich ihn nie belogen, ich hatte lediglich für ihn Inakzeptables verschwiegen, auf heikle Fragen ausweichend und ablenkend reagiert. Er hat nie auf eine Antwort bestanden. Und jetzt…

Er stand da, wie festgeschraubt. Reagierte nicht auf Zuruf seiner Freunde. Tamara verzog sich. Ich wusste nicht mehr, wo ich hinschauen sollte, ob ich gehen oder bleiben wollte.

Ich weiß auch nicht mehr genau, was Ernsts Freunde sagten. Sie nahmen es auf die leichte Art. Sie konnten ja nicht wissen, dass Ernst nicht wusste … Wie auch?
Irgendwann hat sich Ernst umgedreht und ist einfach gegangen. Als ich nachhause kam, war er nicht da. Er kam drei Tage nicht heim, reagierte auch am Telefon nicht auf meine Nachrichten, meine Anrufe.

Ich ging nicht zur Arbeit.
Am vierten Tag rief mich Tamara an und bat mich, zu unserem Standplatz zu kommen. Ernst war da. Er hielt mir einen Fünfziger hin und meinte er will reden. Auf der Parkbank. Reflexartig wollte ich erwidern, dass er da schon noch einen Hunderter mindestens drauflegen müsste, schluckte die Worte aber gerade noch rechtzeitig wieder hinunter.

Er erzählte zum ersten Mal ausführlich von seiner Mutter. Ihrer Krankheit, die das gesamte Familienvermögen aufgefressen hatte, bis auf die Lebensversicherung. Dem Vater, der nicht gut damit zurechtgekommen war. Er war Biochemiker gewesen und hat, gemeinsam mit der Mutter einen Plan ausgeheckt: Die Lebensversicherung sollte ausbezahlt werden. Dazu musste die Mutter ohne Fremdeinwirkung zu

Tode kommen. Sie wollte nicht auf das ungewisse, womöglich qualvolle und unwürdige Ende warten, ließ ihrem Mann keine Ruhe und so entwickelte der Vater ein Gift, das in der toxikologischen Fachliteratur noch nicht bekannt war, sich schnell abbaute und daher nicht lange genug im Körper nachweisbar war, als dass eine pathologische Untersuchung die Fremdeinwirkung aufdecken hätte können. Eine Zeit lang experimentierte er mit Labormäusen und erzählte von den Ergebnissen: Lähmungserscheinungen von den Extremitäten her bis in den Rumpf, zuletzt kommt das Gift im Kopf an. Doch davor sind schon die Organe stillgelegt. Schmerzlos, entspanntes Sterben ohne Gegenmittel. Ein sicherer Tod.

Mir wurde schlecht. Nach dieser Eröffnung musste ich mich übergeben. Warum erzählt er mir das, dachte ich? Warum liefert er sich mir so aus? Muss ich das wissen? Will er im Gegenzug, dass ich ihm von meinen Geheimnissen erzähle? Ein Vertrauensbeweis?

Heute weiß ich es. Darum bin ich hier in der Klinik. Es gibt kein Entrinnen. Ernst hatte das restliche Pulver noch in einer Fußtrommel seines Schlagzeugs aufbewahrt, ohne zu wissen wozu. Doch nun sollte es seine Daseinsberechtigung erfahren.

Nach dramatischen Auseinandersetzungen, Schuldzuweisungen und schließlich tränenreichen Liebesschwüren wurden wir uns darüber einig, dass diese Situation die Krönung unserer Liebe war. Die Tiefe unserer Gefühle war in diesem Moment ein solch intensives Liebesmanifest, wie es sich niemals mehr wiederholen lassen würde. Wir wollten es konservieren, auf ewig.

Wir streuten das Gift, das Ernsts Vater *TErnst* (T = Toxisch / Ernst = Erfinder, Ernsts Vater) genannt hatte, ins Müsli und über den Salat, rührten es in die Spahetti-Sauce und in die Suppe. Nie vorher hatten wir so oft und ausgiebig miteinander gegessen. Wir fütterten uns gegenseitig, wollten für immer vereint bleiben. Ohne Ausweg.

Ernst hat sein Versprechen nicht gehalten. Er hat wohl mehr von dem Pulver genommen. Ich habe mein Versprechen auch nicht gehalten, habe Hilfe geholt, um nicht sterben zu müssen.

Als er tot neben mir im Bett lag, einfach nicht mehr aufwachen wollte habe ich Tamara angerufen. Ich hab ihr alles erzählt und sie hat den Notdienst verständigt. Ich wollte das nicht, aber wenn die Kette in Gang gesetzt wird, gibt es kein Entrinnen – dann wird dir geholfen – auf Biegen und Brechen. Nun liege ich hier. Als medizinisches Rätsel. Ich werde wohl ein Rätsel bleiben. Vielleicht geht sich noch ein Ruhmesblatt aus, wenn jemand meine Aufzeichnungen hier abhört und sie schließlich veröffentlicht. In einer medizinischen Fachzeitschrift. Meinen Körper habe ich für Forschungszwecke freigegeben.

Meine letzte Chance auf Ruhm. Von einem Mann vergiftet.

Mit Gift morden angeblich hauptsächlich Frauen. Habe ich ja auch. Mord aus Liebe und ich gehe dafür nicht ins Gefängnis, sondern in die ewige Freiheit. Im Ernst, du hättest mich nicht glücklicher machen können. Wir waren am Zenit unseres Glücks. Mehr hätte nicht mehr kommen können, mein lieber Ernst. Und man soll ja gehen, wenn es am schönsten ist. Gerade ist auch das Licht so schön! So strahlend, funkelnd und bunt.

Ich glaube, mein Herz hört auf zu schlagen.
Meine Lunge hört auf zu pumpen.

Mein Blick wird ganz trüb.

Ich komm jetzt zu dir Ernst. Bist du da? Tanzt du mit mir auf dem Tisch? Leben wir ein ganz neues Leben? Komm, wir tanzen zu „The Show must go on“.

***

7 Make Love …

Glamour, Glitzer, Gloria! Heute Abend erzähle ich Ihnen ein paar Anekdötchen aus meinem daran reichen Erlebnis-Schatzkästchen. Ich kann es einfach nicht lassen! Das Theater, die Bühne, das Publikum, Sie … Schön, dass Sie hier sind und Sie auch … und Sie. Gleich vorweg, will ich Ihnen etwas mit auf den Weg, den Lebensweg geben, nicht nur für unsere heutige gemeinsame Zeit.

Es war und ist nicht immer alles ganz easy. Das mit meiner unverschämt großen, selbstherrlichen, überbordenden, phänomenalen, mein Ego streichelnden, fulminanten, bunten…. Eigenliebe schon gar nicht!

Aber *wenn* ich schön bin, wenn ich mein Gesicht angezogen habe, in meine Kleider geschlüpft bin, meine Schühchen mich in den Himmel des Bühnenlichts wachsen lassen – ja dann: dann bin ich *ich*, Mata Mari, wie sie leibt und wie sie liebt.

Und ich bitte Sie inständig: Lieben Sie!

Sich selbst, ihre Mutter, ihren Vater, ihre Kinder, *mich*, ihre Nachbarn, ihren Hamster, ihre … Aber vor allem die

Menschen an sich, egal wie sie sind, woher sie kommen und wie sie sonst noch gestrickt scheinen. Oder auch sind. Queer oder nicht, schwul, lesbisch oder hetero; trans, inter oder bi. Es sind einfach Menschen!

Lieben Sie! Nicht unbedingt körperlich, aber: im Herzen! Es kostet Sie nichts, macht die Welt schöner, strahlender – sexy. Es kann nicht genug Liebe auf diesem Planeten geben. Love makes the world go around! Not money. LOVE!

Vergessen wir Machtspiele, Gier nach Dies und Verlangen nach Das – alles nicht wichtig.
Nur die Liebe zählt!
Respekt und Akzeptanz sind dabei schon einmal ein guter Anfang. Aber *Liebe* wärmt unser aller Seelen – und genau das brauchen wir doch alle – und ich meine damit wirklich alle: Wärme!

Wäre schön gewesen, hätte Wladimir im gar nicht so fernen Moskau das auch gewusst, was schon die legendären 68er in die Welt hinausposaunt haben: Make Love, not …? Genau! Make Love, not War!

Diesen Scheiß, ich weiß, dass man das nicht sagt, auch nicht auf der Bühne – ich tue es trotzdem, weil es keinen treffenderen Ausdruck dafür gibt – diesen Scheißkrieg gibt es ja in allen Kategorien des Lebens.

Leider.

Jedes untergriffige Schimpfwort – ok, alle Schimpfwörter sind wohl untergriffig; also sobald ein Schimpfwort einen anderen Menschen in der Seele trifft, ist das eine Form von Krieg. Braucht kein Schwein, hockt aber trotzdem an jeder Ecke und springt dich an, mich an, Sie an. Und du musst gewappnet sein und zuerst springen! Ja, springen, aktiv werden! Nicht ausweichen, klein beigeben. Nein! Zuerst springen, in die Offensive gehen. Natürlich nicht mit der Panzerfaust, nicht mit einem Prügel, pardonloser Zerstörungswut, nein, es lohnt sich, mit den Waffen – nein, dieses Wort möchte ich eigentlich vermeiden – es lohnt sich, mit den Listen der *Liebe* zu arbeiten.

Stellen Sie sich vor: Ich, Mata Mari, gehe einkaufen. Also wirklich Mata Mari, nicht ich als Mann. Sie verstehen? Ein schönes Kleid, lange Wimpern, glitzernde Fingernägel, top Perücke – gut, die war vielleicht ein wenig gewagt – aber, naja, ich war also in der Mata Mari Soft-Version unterwegs in den Supermarkt bei mir um die Ecke. Was soll ich machen? Auch ein Zauberwesen wie ich muss manchmal essen, braucht Klopapier, Kondome und natürlich Zahnseide. Und da passierte es: Zuerst wurden nur – völlig unauffällig – die Köpfe zusammengesteckt, dann – schon weniger unauffällig – wurde mit den Fingern auf mich gezeigt und an der Kasse zischte mir Einer von hinten ein – *„Schämen Sie sich"* – für alle in der Umgebung Stehenden gut hörbar, über die Schulter.

Sie haben das natürlich noch nie gemacht, wir hier sind ja alle aufgeschlossene Menschen, nicht wahr?
Auch nicht vielleicht bei einer Muslima mit Kopftuch?
Einem jugendlichen Menschen bei einer lauten Demo, die nicht Ihrem Werteverständnis entsprach?
Nicht einmal etwas in diese Richtung auch nur gedacht?
Nein?
Bravo!
Sehr gut!
Dann freue ich mich, dass Sie hier bei mir in dieser Show sitzen!
Also die Geschichte im Supermarkt ging dann so weiter: Ich „schämte" mich nicht, sondern drehte mich dramatisch

langsam – Zeitlupe ist dafür ein lächerlicher Hilfsausdruck – zu ihm um und schaute dem älteren Herrn – mit einem wahren Krokodilslächeln, Mundwinkel vom linken Ohrläppchen bis zum rechten – freundlich ins Gesicht. Ich ging sogar noch weiter: Ich wickelte meine „Schlumberger"- Pralinenschachtel aus der Cellophan-Folie – diese göttlichen Kugeln gönne ich mir hin und wieder an besonders schlimmen Tagen – hauchte zart ein Corona-konformes Quasi-Küsschen darauf und hielt sie dem „Schämen-Sie-sich-Flüsterer" hin.

„Für Sie."

Sein Blick? Einfach köstlich: Völlig durcheinander.

Seine Lungen, mussten mit Schnappatmung zurechtkommen.

Seine Lippen kräuselten sich unsicher.

Sein Kopf ging unruhig hin und her.

Seine Augen suchten nach Hilfe der Umstehenden.

Ich?

Ich genoss es und seine Unverschämtheit löste sich flugs in Nichts auf. Meine kleine innere Aphrodite machte freudige Flik-Flaks und klatschte freudig in die Hände.

Liebe! So wirkt Liebe.

Ein anderes Beispiel: Klassentreffen. In einem kleinen idyllischen Landgasthof.

Meine Schulkolleginnen und -kollegen sind jetzt in einem Alter, na ja, also fast erwachsen. Das bietet mir Möglichkeiten, denke ich! Ich muss gar nicht als männliches ichdort aufkreuzen, sondern: Was wäre, wenn ich als Mata Mari die Bühne der vorsätzlich zum Lästern aufgetauchten Ex-Klassengenossinnen und -genossen betrete, ihnen eine kolossale Show liefere? Ihnen so richtig einheize, dass sie völlig vergessen, dass man den Mund auch schließen kann und dabei weitaus vorteilhafter aussieht als mit offener Kinnlade.

Jürgen würde mich sicher sofort und völlig ablehnungsresistent angraben.

Mia würde um mich herumschleichen wie eine Katze, bis sie mich nach meinem Makeup fragen würde; und natürlich meinen Friseur.

Unsere ehemalige Klassenschönheit Elisabeth würde so tun, als ob sie sich für das Material meines Kleides interessiert, in Wahrheit will dieses kurzsichtige Klatschmaul mich nur aus allernächster Nähe betrachten, um besser überlegen zu können, welche ihrer Schulkolleginnen sich derart gemausert haben könnte und es sich erlaubt, sie derart in den Schatten zu stellen.

Klausi würde ungeniert damit angeben, wann er diese Tusse (mich!) flachgelegt hat, in der vierten oder doch erst in der fünften Klasse.
Ich hoffe, dass wenigstens Felizitas mich erkennt und wir als Komplizinnen die ganze Bande ordentlich hinters Licht führen – selbstverständlich gibt es keine Enthüllung meines Geheimnisses – nur um uns danach fast in den Slip zu pinkeln, vor lauter Freude über das dumme Benehmen. Felizitas und ich waren immer best Friends und das wird auch für ewig so bleiben; sie nimmt mich wie ich bin, egal was ich anhabe, ungeachtet dessen wer mein Bett mit mir teilt. Die anderen? Sind nicht wichtig. Nicht mehr!

Nein, ich ärgere oder gräme mich nicht mehr darüber … Aber nach diesem Gedankenspiel weiß ich auch, warum ich so gut wie alle Schulkontakte abgebrochen habe …
Begegnungen mit Bekannten aus der Zeit *vor* meinem Outing sind vielmehr Übungsszenarien, Studienobjekte für meine Programme geworden. Ich brauche sie mittlerweile sogar und daher liebe ich sie.

Aber wussten Sie schon, dass es unter Menschen, die nicht dem binären gesellschaftlichen Code entsprechen, die höchste Suizidrate überhaupt gibt? Die meisten Selbstmorde gibt es bei den unter 20jährigen. Das gilt leider weltweit. Kommen Glaubensaspekte hinzu, wird es noch dramatischer. Problematisch waren lange auch Bereiche wie Sport, Polizei, Bildungseinrichtungen. Haben Sie von dieser seltsamen Begebenheit gehört, als eine Drag-Queen in den Kindergarten kam, um den Kindern vorzulesen und dafür mit einem Shitstorm sondergleichen belohnt wurde? Unglaublich eigentlich: Aber freier Internetzugang für die Kiddys, das ist kein Problem. Gewalt, Scaming, Rassismus, Porno – wen kratzt es? Hauptsache die Kinder sind beschäftigt. Aber eine Drag-Queen? Das geht nicht! Das ist gefährlich. Unmoralisch. – Ein Mensch ist ein Mensch ist ein Mensch. Oder etwa nicht?

Ja, es ist schon so, manchmal klingt Liebe gar nicht liebevoll und dennoch... Sie kennen das: Ihre Mutter hat Sie als Kind, als Teenie ausgeschimpft. Nicht, weil sie Sie hasste, sondern aus Liebe, aus Fürsorge.

Jede und Jeder macht das. Weil: Nur Menschen, die wir lieben, können uns enttäuschen, uns ärgern; so, dass es unter die Haut geht, dass wir Gefühl zeigen. Natürlich gibt es die, die uns fremd sind, die uns egal sein können – aber hej,

Gefühle machen unser Leben aus. Wie langweilig wäre das Leben ohne sie? Wettern, Wüten, Schimpfen und Fluchen wir also – in aller Liebe.
Ich wäre nicht die Mata Mari, die heute vor Ihnen steht geworden, ohne all diese Demütigungen, Beleidigungen und Verhöhnungen.

Übrigens spielt es keine Rolle, ob Landgasthof oder Stadtkneipe, egal wo wir sind, es finden sich immer Menschen, die an Allem und Jedem etwas auszusetzen haben, das nicht in ihre kleine Welt passt. Und ich passe da ganz, oft nicht hinein. Aber mittlerweile weiß ich: Es ist nicht *mein* Problem!
Es wäre nicht anders, wenn ich zum Beispiel schiefe Zähne hätte, einen Sprachfehler oder die Größe von eins-fünfzig nicht überschreiten würde.

Aber da fällt mir ein: ein ganz anderes Themenfeld, abseits dieser persönlichen und oberflächlich anmutenden Herausforderungen:
Was halten Sie von Blutspenden?
Eine schöne und sehr wichtige Sache, nicht wahr? Man macht ein Gesundheitscheck-up und los geht´s. Sind Sie

dabei schon einmal gefragt worden, wie oft Sie in den vergangenen drei Monaten Sex gehabt haben?

Und mit wem?

Nein?

Ja?

Egal. Jedenfalls gilt für homosexuelle Spender Folgendes: Sie müssen nachweisen, dass Sie mindestens zwölf Monate keinen Geschlechtsverkehr mit einem Mann hatten. Ja, das ist im Jänner in Deutschland gesetzlich bekräftigt und erneuert worden. Wie schaut es damit in Österreich aus? Wer innerhalb von drei Monaten mit mehr als drei Personen Sex hatte wird drei Monate lang von einer Blutspende ausgeschlossen. Eine brandneue gesetzliche Grundlage anno 2022. Auch wenn die Person der fixe Lebenspartner ist oder man nur geschützt verkehrt.

Natürlich muss die Gesundheit gewährleistet sein und eine Blutspende im sicheren Rahmen ablaufen! Also ich will hier nicht jammern, nur erzählen, wie es halt so läuft in der Welt.

Die Menschen brauchen jemanden, den sie an den Rand drängen können – es stellt sich die Frage, wieweit ich das zulasse. Ich muss mich lieben, wie ich bin … Sie müssen sich lieben, wie Sie sind und dann, siehe da: werden sich auch andere finden, von denen Sie gar nicht gedacht hätten, dass sie Sie lieben könnten.

Es sagt sich natürlich ganz leicht: Lass all diese Kränkungen nicht an dich heran! Du bist doch gar nicht als Person gemeint, wenn jemand schreit *„Hau ab du Schwuchtel"* oder schlimmer noch *„Leute wie dich sollten gar nicht erst auf die Welt kommen"* oder anderes in dieser Art. Aber wer soll denn dann gemeint sein? Wann bin ich nur die Stellvertreterin für alle die sind wie ich und mit denen mancher nicht zurechtkommt und seine Verunsicherung nicht anders bewältigen kann als durch Bösartigkeit?
Gute Frage. Keine Antwort.

Aber da ist noch etwas: Laut Gesetz, Paragraf 129 b drohte Männern bis zu fünf Jahre „schwerer Kerker" für „Unzucht wider die Natur". Erst 1971 – also vor etwas mehr als 50 (!) Jahren, wurde dieses Gesetz verabschiedet, beziehungsweise durch eine abgemilderte Version ersetzt, die Jugendliche zwischen 14 und 18 Jahren vor Homosexualität schützen sollte, der Paragraph 209, der erst im Jahr 2003 vom Verfassungsgerichtshof in Hinblick auf die Gleichbehandlung von Menschen aufgehoben wurde. Österreich war

damit europaweit eines der letzten Länder, die Homosexualität als Menschenrecht anerkannten. Kein Wunder, dass noch immer so viele Menschen in ihren Gedanken nicht frei genug sind, queere Mitmenschen zu akzeptieren. Wir sind schließlich erst seit 20 Jahren rehabilitiert, die 150 Jahre davor, in denen wir kriminalisiert worden waren, wiegen noch immer schwer.
Aber genau deshalb: Reagieren wir mit einer paradoxen Intervention: Schenken wir Liebe!
Ja, versprühen wir Liebe!
Nicht Gift.
Nicht Galle.
Wer selbst Gift und Galle spuckt, läuft Gefahr sie als Bumerang zurückzubekommen? Stellen Sie sich das vor!
Ungustiös, nicht wahr?
Aber die Liebe?

Liebe ist immer schön, ob unschuldig – na ja, darüber bin ich auch schon hinweg – oder romantisch, leidenschaftlich, beschützend, geil, vereinnahmend, tröstlich…
Jedenfalls: wenn Liebe zurückkommt – schön! Nicht wahr?
Meine kleine innere Aphrodite hat gerade ganz laut und sehsüchtig geseufzt. Haben Sie es auch gehört?

Die leidenschaftliche Liebe … davon träumen wir doch alle! Es ist doch egal, in welcher Konstellation, Hauptsache, die daran Beteiligten, sind sich einig. Ach, was kann es Schöneres geben! In diesem Sinne: Lieben Sie und lassen Sie sich lieben! Alles andere renkt sich dann von alleine ein.
Love is all we need! Lassen wir die Liebe leuchten!

***

8 Pina O.

Wahnsinn!

So ein Wahnsinn. Ich habe es tatsächlich geschafft! Nie hätte ich gedacht – also bis jetzt habe ich es nicht für möglich gehalten – dass ich das jemals schaffen werde: Ich bin am Ziel meiner bisherigen Vorstellungen dessen, was ich mir für mein Schreiben seit jeher vorgenommen habe, angelangt. Hoffentlich träume ich das alles nicht nur.

Nein, ich weiß natürlich, was mich die letzten Tage, Stunden, Minuten gequält und doch vorangetrieben hat. Eine Art Rausch war es; kein angenehmer. Mehr so ein Zustand, wie ich ihn nach wahllosem aber exzessivem Alkoholgenuss kenne – nur eben mittendrin. Buchstabe für Buchstabe, Wort für Wort, Satz an Satz – so ist es, mein Werk gewachsen. Wann habe ich damit angefangen? Vorgestern? Vorvorgestern? Früher.

Durstig.

Trinken.

Wasser.

Kaffee, Energy?

Wer hat mir diese Kaffeekanne hergestellt?
Monster, Bulle, Rockstar, Booster… alles leer. War ich das? Wer sonst, ich bin ja alleine – und das ist gut so. Wann habe ich mir Kaffee gemacht, all die Dosen ausgetrunken? Ich kann mich überhaupt nicht daran erinnern. Wasser! Ich brauche Wasser.

Halt. Stopp. Mit Wasser feiert man doch nicht den Abschluss eines lang gehegten Vorhabens! Einen Whisky! Einen feinen alten Whisky. Den habe ich mir genau für einen Anlass wie diesen aufgehoben. Kein schnöder Schnaps, kein Feuerwasser sondern ein guter alter Single-Malt muss es sein. Er wird fruchtig brennen, wie meine Freude über den Sieg! Den Triumph über meine drohende Bedeutungslosigkeit.
Ohne Eis.
Was für eine schöne Farbe. Schade, dass es noch finstere Nacht ist, gerne würde ich ihn jetzt so wie man es immer wieder in den alten Filmen sieht im Glas schwenken, daran riechen, gegen das Licht halten und seine schöne Farbe loben.
So bleibt mir nur den Mund zu spülen, dem Geschmack nachzuspüren und diesen zu genießen – und wenn mir

nach Theatralik und Drama ist, diesen zu loben, nein zu preisen!
Na ja.
Da stehe ich nun, schaue in die langsam heraufdämmernde blaue Stunde hinaus und proste in Ermangelung anderer Gesellschaft meiner sich im Fenster spiegelnden Gestalt zu.
Ein trauriges Bild.
Genau so stehe ich als Solistin in der Literaturlandschaft.
Verlassen. Allein.
Beim Schreiben kein Problem. Natürlich schreibe ich zuerst für mich. Suche mir einen Denkansatz, eine Problematik, die ich von allen Seiten beleuchten möchte, womit ich mich beschäftigen will und versuche das Thema emotional begreifbar zu machen indem ich sie in eine nachvollziehbare Geschichte, gesponnen aus Alltag und Traum verpacke. Dazu sind wir Schriftsteller*innen da. Handlungsweisen für das Lese- oder Theaterpublikum begreifbar, nachvollziehbar zu machen – angefangen von der Lust einen Krieg anzuzetteln über die Motive eines Terroristen bis hin zur alltäglichen Einsamkeit eines Menschen, der sich von seiner Familie losgesagt hat. Und deshalb schreibe ich natürlich nicht nur für mich sondern für ein

Publikum, das ich erreichen möchte. Aber das zu erreichen ist verdammt schwierig!

In meiner aktuellen Geschichte, der Biografie des Johan B. will ich, dass die Menschen verstehen, welche Not so ein Genie antreibt, immer weiter zu komponieren, es wieder und wieder zu versuchen, sich Gehör zu verschaffen, anzukommen, um verstanden zu werden. Kunst ist kein Selbstzweck – oh, nein! Auch wenn das viele Menschen zu glauben scheinen. Kunst ist eine Form der Kommunikation. Künstlertum ist quasi eine Übersetzungsagentur für gesellschaftliche Schieflagen.

Da steh ich nun, allein, mit einem Whisky in der Hand und lamentiere über die Ungerechtigkeit der Kulturszene, die ihre Kunstschaffenden mit Ignoranz behandelt.

So habe ich mir meinen Triumpf über die gesellschaftliche Nichtachtung meiner Arbeit natürlich nicht vorgestellt. Der Abschluss eines Werkes ist doch der Beginn einer neuerlichen Chance! Ein rauschendes Fest müsste es geben!

Mein Name wird in Zukunft immer mit der Großartigkeit eines anerkannten und unumstrittenen Klassikers verknüpft sein. Mit Johan B.s Biografie habe ich mich in den Himmel der Großen hineingeschrieben. Auf immer ist nun sein Name mit dem meinen verbunden. Jetzt habe ich es geschafft. Ich werde beachtet werden, hofiert, bewundert, aber vor allem: gespielt, inszeniert, präsentiert! Ich werde ein Publikum erreichen.
Ein schönes Gefühl macht sich breit, bei diesen Gedanken. Gut, vielleicht nicht ich, aber mein Werk. Der Glanz dieses Werks wird auch meine anderen Theaterstücke ins richtige Licht stellen, glänzen lassen. Das muss mein Durchbruch sein! Wenn nicht jetzt, wann denn dann? Ich liebe Höhenflüge wie diesen. Ich muss ihn auskosten; in mein Gedächtnis, in meine Seele einbrennen, für immer bewahren – als kostbarstes Gut einer Schriftstellerin.

Guter alter Whisky!

Noch gehört das Baby mir allein. Sobald ich damit rausgehe, verliere ich die Kontrolle darüber, wird es vereinnahmt werden.

Wie es beim Publikum ankommt ist die eine Sache. Das kann ich ohne Wenn und Aber akzeptieren, egal wie es aufgenommen wird. Dafür habe ich es geschrieben. Doch davor muss es mehrere Instanzen durchlaufen: Lektorat, Dramaturgie, Verlag, Regie, Regieassistenz, Schauspielerinnen und Schauspieler, Kritiker*innen, Presse und Kolleg*innen, die es selbstredend vernichtend beurteilen werden, denn schließlich finden sie nur die eigenen Arbeiten hinreißend, maximal noch jene von Schriftstellerinnen aus dem eigenen Dunstkreis einer Dichtervereinigung.
Aber: es wird mir egal sein.
Ich weiß, dass es gut ist!
Mehr noch! Es ist ganz außerordentlich.

Musik!
Musik gehört zum Feiern dazu. Ich liebe Musik jeglicher Art, je nach Situation – außer Bierzeltmusik, die weniger, also eigentlich gar nicht, es sei denn, ich bin genauso betrunken wie die Menschen, die mitklatschen. Aber bisher ist das nur ein einziges Mal vorgekommen und ich habe mich während des gesamten Abends immer wieder gefragt, was es ist, das mich mitschunkeln lässt. Am nächsten Morgen sagte mir mein Brummschädel ganz deutlich, was

es gewesen war: der übermäßige Genuss an hochprozentigen und weniger hoch-, aber dennoch prozentigen Flüssigkeiten. Es bedarf keiner Wiederholung.
Was passt denn nun am besten zu einem Jubiläumsstück diesen Formats? Es muss fröhlich sein, Pepp haben aber dennoch auch eine gewisse Würde. – Schließlich geht es um den 250. Geburtstag eines weltberühmten Komponisten.
Er war berühmt und dennoch nicht geliebt, er fühlte sich Zeit seines Lebens verkannt, obwohl er schon in jungen Jahren hochgelobt worden war, von seinen Mentoren quasi als Wunderknabe gehandelt wurde. Und doch, eigentlich ein armer Tropf und unglücklich verliebt, weil er die Frau die er liebte nicht haben konnte – schon verheiratet, was die beiden aber dennoch nicht davon abgehalten hat, ein amouröses Verhältnis zu unterhalten, da der Ehemann – man munkelte natürlich darüber nur unter vorgehaltener Hand – mehr an jungen Männern, denn an Frauen interessiert war. Mein Komponist gehörte da auch dazu. Es war ganz offensichtlich sehr kompliziert, voller Höhen und Tiefen, Freuden und Zweifel – aber gerade deshalb war es spannend darüber zu recherchieren und zu schreiben. Johan B. fühlte sich sowohl von den Kollegen und auch vom

Publikum missverstanden, seine Werke wurden nicht entsprechend gewürdigt und so entwickelte sich der Mann natürlich zu einem Gesellschaftsmuffel – alles andere wäre verwunderlich. Ein Künstler muss seiner Kunst dienen und nicht durch Verlustierungen und andere Ablenkungen seine Gabe verschütten – so seine Meinung, die ihn schlussendlich daran hinderte, jemals zu heiraten. Einerseits hegte er die Befürchtung, eine Familie nicht ordentlich ernähren zu können, andererseits wollte er seine Zeit auch nicht mit familiären Pflichtübungen verschleudern.

Götterdämmerung!
Soll ich die Götterdämmerung auflegen? Passend. Der Niedergang eines Ausnahmemusikers, der von der Fachwelt zum Musikgott erhoben worden war und heute doch – trotz ein paar noch heute sehr bekannter Melodien – wenig Beachtung findet. Aber ich hole ihn mit meinem Stück nun in die Erinnerung und in die Herzen der Menschen zurück. Ein 250. Geburtstag! Das ist doch der Beachtung wert!

Einmal ein biografisches Werk schaffen und damit eine Sternstunde in der Theaterwelt für mich erwirken, das habe ich mir vorgenommen. Was habe ich manche Kollegen*innen darum beneidet, dass sie zu jedem Jubiläum einer herausragenden Persönlichkeit sofort ein Werk – einen Roman, einen Film oder ein Bühnenstück – parat hatten. Einmal, das hatte ich mir vorgenommen, einmal will ich das auch schaffen. Also habe ich mich hingesetzt und nachgeblättert. Welche Persönlichkeit, die öffentlich relevant ist, hat in den nächsten Jahren ein Jubiläum, habe ich mich gefragt. So bin ich auf Johan B. gekommen. Ich habe mir drei Jahre Zeit gegeben, realistisch meinen Zeitrahmen samt Durchhänger, anderer Arbeiten, Urlaubsgelüste oder gar familiärer Pflichten abgesteckt. Und nun ist es soweit! Nach monatelangem Durchforsten diverser Biografien, Querverweisen, Fachliteratur und Musikstudien, weiteren Monaten der Konzeption, Sammlung von Zitaten, Charakterisierung der handelnden Figuren und zahllosen Fehlversuchen Szenen zu erstellen, habe ich es in zwei Tagen und zwei Nächten geschrieben, gelöscht, Gelöschtes wieder hergestellt, verworfen, gezweifelt, neu entwickelt.
Und jetzt ist es da.
Und es fühlt sich gut an.

Es ist perfekt geworden.

Niemand wird daran herumschnipseln, das schwöre ich mir. Niemand! Nein, ich werde mein Einverständnis zu Veränderungen nicht geben. Oh, nein! Entweder so wie ich es geschrieben habe oder gar nicht. Es ist m e i n Werk. Und es war viel, sehr viel Arbeit. Endlich kommt es locker, flockig daher. Seine Dynamik steht ganz im Gegensatz zum schweren und düsteren Charakter des Komponisten – das gibt den Drive, den Flow, das Feuer dem sich niemand wird entziehen können. Es ist genial.

Auf dich, Johan, wir sind ein gutes Team.

Ach ja, die Musik. Götterdämmerung wird es wohl nicht werden. Deine Musik, Johan? Nein, die gehört zum Stück. Wenn gefeiert wird – im Hier und Heute, nach der Uraufführung – dann vielleicht.

Also eher etwas Zeitgenössisches. Etwas, das zu m i r passt. Etwas Rockiges aber doch Episches, Dramatisches, aber nicht zu schwer … Himmel ist das schwierig!

„Stairway to Heaven“ von Led Zeppelin, denn ich erklimme nun die Stufen in den Theaterhimmel. In den Literaturhimmel. Jawohl!

Prost.

Irgendwie doch nicht passend, zu pathetisch und eher ein Totenlied, oder Abschiedslied? Aber ich mag den Song richtig gerne. Oder „Heaven“ von Brian Adams! Ein Love-Song für mein Baby?

Oder Kygo, “Happy now” – I hope you´re happy now.

Johan, bist du glücklich, wenn du nun, wenn auch zu späten Ehren kommst? Zuerst hat man dich missverstanden, dann hat man gemeint, du seist einfach zu früh geboren, deine Kompositionen würden erst später vom Publikum und von Fachleuten verstanden werden und dann hat man dich zwar nicht ganz vergessen, aber doch ein wenig aufs Abstellgleis geschoben. Sonst wäre nun im Vorfeld deines großen Jubiläums doch schon viel mehr Aufmerksamkeit um deine Person zu verzeichnen. Mir soll es recht sein, wenn ich die erste bin. Wir beide starten nun gemeinsam durch. Du bist auf deiner Musikwolke dort oben und schaust zu und ich genieße unseren Erfolg hier unten auf Erden. Ist doch eine coole Sache. Hauptsache nicht in die Hölle der unbeachteten Verdammnis des Vergessens.

Jetzt habe ich schon wieder die Musik aus den Augen verloren! Was auch noch passt ist „See you fly“ von der wunderbaren Toukunbo. Das ist ein Lied, passend für meine Wünsche an die Zukunft des Stückes! Die Musik und auch der Text sind so wunderbar: Mutmacher für jede Situation, die man sich vorstellen kann. Geschrieben hat sie es ja für ihren Sohn. Herz erwärmend:

„Ich verspreche dir, dass ich nie die Hoffnung verlieren werde…

Ich verspreche, dass ich mich nie dafür schämen werde…

Auch wenn die Tage dunkel scheinen…"

In die Lieder von dieser wunderbaren nigerianisch-deutschen Künstlerin kann man sich so richtig hineinkuscheln. Außerdem: jetzt fällt es mir wieder ein, ihre Musik hat mich in den Fluss des Schreibens hineingezogen. Wunderbar.

Der Vormittag ist ja meine produktivste Zeit … eigentlich. Da setze ich um, was ich mir vorgenommen habe. Also nicht immer gleich. Nicht so: Entschluss gefasst, zum Telefon gegriffen und angerufen. Das nicht. Manchmal nehme ich mir das dann für den nächsten Tag oder den übernächsten vor. Montags habe ich zwar gute Vorsätze, aber wer trifft schon am Montag gerne Entscheidungen? Am Montag müssen sich die meisten Menschen erst sammeln, realisieren, dass man wieder in den Funktionsmodus wechseln muss. Der Dienstag ist gut, wenn man Termine für persönliche Gespräche vereinbaren will. Das klappt dann oft bis freitags. Mittwoch ist geeignet für Gespräche, die Kooperationen betreffen. Aber eher erst am Nachmittag. Nachmittags bin ich aber sehr oft schon ein bisschen müde. Bleibt dann der Donnerstag, weil am Freitag schon Termine anstehen. Am Donnerstag bin ich meist voller Energie und guter Hoffnung, etwas weiterzubringen. Der Donnerstag ist eigentlich mein Lieblingstag. Der ist oft richtig produktiv. Also zumindest wenn nichts dazwischenkommt. Was haben wir heute?

Donnerstag!

Ich habe das Gesetz der Serie gebrochen und am Dienstag und Mittwoch mein Werk vollbracht. Fertig geworden ist es aber doch Donnerstag früh. Manchmal kann ich mich noch immer selbst überraschen. Wie schön.

Donnerstag ist also heute.

Zehn Uhr. Schon. Die Zeit fliegt. Die Gunst der Stunde, des Tages will genutzt werden. Soll ich wirklich, gleich heute, mein Baby antragen?

Adressen heraussuchen, überlegen, welchem Theater ich das Vertrauen schenke, mein Jubiläumswerk umsetzen zu können? Genau genommen, kann jedes Theater es

umsetzen, solange es sich an meine Vorgaben hält. Aber genau das tun ja die wenigsten.
Die Regietalente meinen ja immer, dass sie einem Stück unbedingt noch die eigene Kreativität aufdrücken, daran herumdoktern und *„etwas draus machen“* müssen. Es ist schier eine Beleidung für jede*n Schreibende*n! Warum verfassen sie nicht eigene Texte mit denen sie verfahren können, wie es ihnen beliebt? Weil sie es nicht können! Das ist wie Malen nach Zahlen. Ohne Vorlage kommt nichts Erkennbares zustande. Ich denke mir keine Malvorlagen aus!
Jeder Satz, jede Konotation ist wohlüberlegt, hat Sinn und Bedeutung – das zu erfassen und in einen Bühnenkontext zu bringen, das ist die Aufgabe der Regie, des Schauspiels. Ich sollte selbst inszenieren. Das tue ich natürlich auch immer wieder. Mit Freude, aber auch aus einer gewissen Not heraus. Wenn jede das tut was sie am besten kann, bekommt das Publikum das Maximum an Qualität. Nicht jeder Regiemeister – gendern lohnt sich leider immer noch kaum – ist ein begnadeter Schreiber und wer gute Geschichten erzählt, ist nicht automatisch auch die beste Besetzung für die Inszenierung. So ist das nun einmal. Warum um Himmels Willen muss neuerdings jeder a l l e s

können bzw. machen? Ich schreibe gute Dialoge und die notwenige Dramaturgie, das Handwerk, damit eine Story gut auf die Bühne kommt, habe ich gelernt, ja ich habe mir das Handwerk tatsächlich angeeignet und nicht einfach nur herbeigewünscht, herbeiphantasiert. Ist mir nicht einfach so zugeflogen, nein. Habe ich mir in zahlreichen Seminaren, Vorlesungen und Regieassistenzen angeeignet, beim Lesen guter Stücke, bei zahlreichen Theaterbesuchen, in heißen Diskussionen mit anderen Theatermenschen, durch Tun, Verwerfen und neu Versuchen, Kritik einstecken, Überdenken, Verwerfen und Annehmen verfeinert und weiterentwickelt.
Die Unsitte, dass neuerdings jeder literarische Bestseller für die Bühne adaptiert wird – ist meines Erachtens Schwachsinn. Prosa ist zum Lesen da und kann wundervolle Stunden schenken. Aber bitte warum muss man elendslange philosophiegetränkte Sätze unbedingt auf die Bühne hieven? Oder auch kurze poetische? Das arme Publikum hat vor der Bühne nicht die Möglichkeit dem Inhalt in Gedanken nachzuhängen, kann infolgedessen den Gedankenwegen kaum hinterherhecheln – denn wenn es sich die Zeit dafür doch nimmt, verpasst es die nächsten bedeutungsschwangeren Sentenzen. So ist das! Würde ich einen

guten Roman schreiben können und damit tatsächlich Erfolg haben, würde ich mich dagegen wehren, wirklich. Das ist doch pure Geschäftemacherei, dass auch noch Theatertantiemen fließen müssen. Oder ein Regieprotz will sich auf Kosten des Literaten oder der Literatin profilieren.

Wen hol ich mir denn nun ins Boot?
Soll ich wirklich jetzt schon?
Vielleicht sollte ich doch den Schluss noch einmal überfliegen. Meine Schlussszenen kommen immer so überraschend, habe ich mir immer wieder anhören müssen. Was soll ich darauf sagen? Wenn Schluss ist, dann ist eben Schluss. Nichts ist öder, finde ich, als wenn du im Theater sitzt, du meinst, dass der Schlusssatz gefallen ist und willst anheben zu applaudieren, aber nichts da: es geht munter weiter und am Ende hattest du drei Schussepisoden; aber du bist dir sicher, die erste wäre die richtige gewesen, die dem Stück ein Ende beschert hätte, dem du gedanklich noch ein wenig nachhängen hättest können. Aber die Überauflösung der Thematik treibt dich an der Theke vorbei hinaus in die Nacht und du hast keine Lust mehr über das Gesehene zu reden. Du hast quasi mehr als genug gesehen.

Prost und selten Mahlzeit.

Ich verkaufe mein Baby.

Jetzt.

Jetzt in der Euphorie des Abschlusses!

Augen zu und durch.

Kritik kommt früh genug, kommt wie ein Punkt nach einem Satz.

Ich muss mir sicher sein.

Wie soll ich mir sicher sein?

Alles kann man anders schreiben. Besser? Vielleicht auch besser.

Man? Ich?

Ich habe ein gutes Gefühl, ein sehr gutes. Das muss ich nutzen.

Die Berger.

Die Britta Berger ist die Richtige. Kleines Theater aber feine „Kundschaft“, sprich Stammpublikum, das ihr fast immer ausverkaufte Vorstellungen beschert. Sie ist immer für Experimente zu haben – also meistens. Das Programm für die kommende Spielsaison ist bald mal zu planen.

Andererseits … ob sie s o ein Stück will?

Ich meine, i c h finde es perfekt. Es ist kurzweilig und trotzdem informativ. Warum sollte sie es nicht nehmen wollen?
Jetzt reiß dich aber zusammen, Pina O.! Infotainment par excellence, biete ich da. Und man kann Livemusik einbauen – was ich selbstverständlich sehr empfehle. Wenn man die Ressourcen nicht hat, dann eben aus der Konserve. Auch kein Beinbruch. Ist doch eine wirklich durchdachte Sache – auch von der Besetzung. Ich habe wirklich an alle gedacht: an große Häuser mit allen Möglichkeiten der Technik und Potenzial an Personal, aber auch an Off-Theater mit Kleinstbesetzung von nur zwei Personen. Das soll mir mal jemand nachmachen. Ich habe mich quasi selbst übertroffen.
So ein Jubiläumsstück ist doch auch ein gefundenes Bühnenfressen. Die Gelegenheit kommt nicht so schnell wieder. Also frühestens, und das wäre eher an den Haaren herbeigezogen, aber natürlich möglich, wenn man es denn wollte, frühestens in fünf Jahren, also zum 255. Geburtstag macht es wieder Sinn, es anzubieten.

Also los jetzt! Greif zum Telefon und ruf die Berger an!

„Teilnehmer derzeit nicht verfügbar, versuchen Sie es in einigen Minuten noch einmal."
Herrschaftszeiten! Wer weiß, ob ich mich in ein paar Minuten noch traue!
Oder ist es ein Zeichen?
Soll ich die Berger doch nicht fragen? Blamiere ich mich? Ist das Stück doch nicht gut genug? Hab ich etwas vergessen? Soll ich es doch noch einmal durchschauen?
Ja. Zur Sicherheit lese ich es mir noch einmal kritisch durch. Irgendetwas findet man ja immer, das man verbessern kann!
Oder soll es nur die Berger nicht sein?
Wem könnte es denn noch gut ins Konzept passen?

Dem Heinrich vielleicht.
Wir sind uns zwar nicht ganz grün, hab ich das Gefühl, aber warum nicht? Ich kann das Stück später noch einmal durcharbeiten.
Wo hab ich ihn denn, den Heinrich? Nicht unter Heinrich in den Kontakten. Ah, da ist er ja: Theater Süd.
„Guten Morgen. Heinrich? Ja, ich bin's, Pina. Ich wollte dir ein neues Stück anbieten, eine Komponistenbiogra ... Nicht jetzt?...

Keine Zeit? ...

Ende nächster Woche soll ich anrufen? Aber ...

Dir auch einen schönen Tag, ja ...“

Arschloch! Einfach aufgelegt. Den brauch ich nicht mehr zu fragen. Nein, der bekommt meinen Johan B. nicht. Sicher nicht. Das ist doch keine Art, einen Menschen, der einem ein Angebot macht so abzustellen, so anrennen zu lassen. Das hab ich echt nicht nötig. So nicht, mein Lieber. So nicht!

Jetzt brauch ich ein Achterl. Ich muss runterkommen.

Ah, der Rote schmeckt einfach wunderbar. Andere essen Schokolade zur Beruhigung. Ich brauch meinen Roten wenn ich Trost oder E n t-Spannung brauche. Ein Schluckerl geht noch.

Der Heinrich also nicht.

Will mir das Universum damit doch etwas mitteilen? Ist das Stück noch nicht gut genug?

Aber es hat sich so gut angefühlt, als ich fertig war. Da ist so viel Herzblut drin. Es lebt. Da raschelt nicht nur das Papier. Oh, nein! Das ist lebendig, es pulsiert. Alles ist drin,

Kreativität, das Leiden des Künstlers, seine unglückliche Liebe, seine Leidenschaft für die Kunst im Allgemeinen und seine Liebe zur Musik im Speziellen, sein Leiden ob schlechter Kritiken, sein Neid auf die erfolgreicheren Zeitgenossen, sein Zorn, weil er sich missverstanden fühlte – das alles ist doch Leben pur, das reißt doch mit, das lässt keinen kalt!

Ja, da ist mir mit Sicherheit etwas Großes gelungen. Ich weiß es einfach. Es ist gut!

Ich muss nur jemanden finden, der es liest. Dann wird es auf die Bühne kommen und wenn es erst einmal gespielt wird, dann wird man es auch anderswo haben wollen.

Ein Jubiläumsstück?

Ein Stück mit Ablaufdatum?

Das ist jetzt irgendwie blöd. Vielleicht doch kein so gutes Verkaufsargument?

Hat mir das Schicksal d a s mitteilen wollen? Dass ich da noch einmal drüber nachdenken soll? Eigentlich logisch, oder? Natürlich möchte ich, dass es möglichst oft inszeniert wird! Ja, wenn es nur das ist, dann ist das Jubiläum eben nur ein temporärer Aufhänger. Natürlich kann man

die dramatische Version der Künstlerbiografie des weltberühmten Johan B. jederzeit ins Programm nehmen – das interessiert doch immer. Musikliebhaberinnen und Fans von Johan B. interessieren seine Lebensumstände auch abseits eines Jubiläumsjahres.
Himmel, manchmal bin ich wirklich verbohrt. Nur weil ich einmal eine Biografie zeitgerecht veröffentlichen wollte, heißt das ja nicht, dass sie nur im Jubiläumsjahr brauchbar ist.

Danke, Schicksal! Wer weiß, ob ich darüber nachgedacht hätte, wäre schon das erste Telefonat mit der Birgit Berger zustande gekommen. Und das Achterl hat die entsprechende Entspannung zum Nachdenken bewirkt. Da setz ich doch noch gleich eines drauf: Prost, Pina!

Was ist es doch für ein erhabenes Gefühl, ein Werk vollendet zu haben! Einatmen, dem Glück nachspüren, ausatmen. Die Birgit Berger noch einmal anrufen.

Wieder nichts.
Vielleicht sollte ich es per E-Mail probieren? Oder ich geh am Abend in die Vorstellung und hoffe, dass sie da ist.

Was wird denn gespielt? Oh je, irgend so eine dadaistische Inszenierung vom Max Hecher. Das ist wirklich nichts für mich. Nichts gegen DaDa. Aber dieser Hecher nimmt alles nur auseinander, ohne es in einem neuen Kontext wieder zusammenzufügen, das bleibt dann dem Zuseher überlassen. Das ist mir zu wenig, kommt irgendwie bequem rüber. Das ist Da ohne zweites Da. Eine halbe Sache sozusagen. Klar, man kann alles kritisieren, aber ohne Gegenentwurf ist jede Kritik reines Genörgel. Darauf habe ich echt keine Lust. Schimpfen ohne konstruktiven Gegenvorschlag. Nein.

Vielleicht ruft sie zurück, nachdem sie sieht, dass ich schon zwei Mal angerufen habe.

Wer kommt denn noch infrage? Da ist dieser neue Verein mit einem Kulturzentrum, wo auch Theater stattfinden sollte. Ich google mal die Kontaktdaten.

Oder soll ich lieber groß denken?
Das ist eigentlich gescheiter. Ich biete den Johan B. einfach den großen Theatern an. Das mach ich! Auch wenn ich da keine persönlichen Kontakte habe. Dafür wäre ein

Verlag gut. Aber ich und ein Verlag! Das geht nicht gut. Dafür bin ich viel zu ungeduldig. So ein Verlag … ich hab einmal in einem gearbeitet, als Lektorin. Ich kenn die Mechanismen der Branche ganz gut. Welche Kategorien maßgeblich sein können, damit ein Manuskript überhaupt erst einmal aus dem Kuvert genommen wird. Bei uns gab es folgende Stapel:

- Posteingang. Hier wurde zuallererst nach Absender sortiert.
- Absender branchenintern bekannter Name: Stapel „lesen".
- Absender Name bekannt, weil davor telefonisch avisiert: Stapel „anlesen"
- Absender noch nie gehört: Stapel „Altpapier".
- Dann gab es noch den Stapel: „über Chef eingegangen" was bedeutete, dass man das Manuskript zumindest querlesen musste, um dem Chef Rede und Antwort zu stehen, ob eine Veröffentlichung infrage kommt und wenn nicht, warum nicht.

Da ich bei Theaterverlagen weder die Chefs noch die Lektorinnen kenne, da ich nicht in einer Theatermetropole lebe und somit bei Premieren auch nicht denselben über den

Weg stolpere, mein Name als Autorin auch branchenintern noch wenig bekannt ist, bleibt mir nur, mich für meine Werke selbst stark zu machen. Zugegeben kein leichtes Unterfangen, wenn man ein eher zurückhaltender Mensch ist und ein „Sich-Anbiedern“ nicht zu den hervorstechendsten Kompetenzen gehört. Selbstredend bin ich auch nicht der Society-Typ, zudem fehlt mir die Abstammung aus betuchtem Hause und kann daher eine Uraufführung meiner Werke nicht vorweg finanzieren, so wie es manche Kollegen mit einer Selbstverständlichkeit machen und sich davor und danach in telegenen Seitenblicke-TV-Shows beweihräuchern lassen. Nein, ich bin ein kleines Licht, das gerne einen großen Schatten werfen möchte – aktuell mit meinem Johan B. Obwohl meine anderen Stücke durchaus auch wert sind, gezeigt zu werden. Denkfutter zu Themen, die uns alle berühren oder und zumindest berühren sollen. Nein, ich weiß, dass sie unter die Haut gehen – die meisten zumindest. Ich gebe zu, ich habe mich in meiner Verzweiflung hin und wieder auch Schenkelklopf-Versuchen hingegeben – erfolglos. Am Genre liegt es also nicht, dass ich noch nicht die Ruhmesleiter emporgeklettert bin.

Es bleibt dabei. Ohne entsprechende Kontakte bleibst du unsichtbar.

Hier vor meinem Achterl sitzend kann und darf ich groß reden und denken – stolz auf manche Geschichte sein. Draußen, im richtigen Leben, da trau ich mich nicht so aufzutrumpfen. Da bin ich still und leise, lieb und schüchtern. Das ist kein zielführendes Verhalten. Im Gegenteil. Und warum?

Angst vor berechtigter oder unberechtigter Kritik? Ja.

Furcht vor Gegenwind? Ja.

Die Befürchtung nicht geliebt, anerkannt und verstanden zu werden? Ja.

Setzen, nicht genügend – oft genug in der Mathematik-, Latein-, Französischunterrichtsstunde gehört und gelesen. Das prägt. Auch wenn ich weiß, dass damals nicht Unvermögen sondern Faulheit beziehungsweise lernferne Interessen der Grund für die negativen Ergebnisse waren.

Und heute?

Heute bin ich in der glücklichen Lage meinen Interessen folgen zu dürfen und kann gut sein, in dem was ich tue. Es ist nicht so, dass es nicht sehr viele positive Kommentare zu meiner Arbeit als Autorin gibt. Dennoch. Ich bleibe instinktiv vorsichtig.

Ein Mysterium bleibt, warum bei 100ten von schönen und positiven Rückmeldungen genau nur die e i n e negative

Kritik sich in dein Gehirn und in die Seele brennt und dich nächte- und tagelang in Selbstzerfleischung und -Zweifel umtreibt.

Nicht gut und führt zu Nichts.

Buchstäblich!

Natürlich habe ich es mit Veröffentlichungen über Verlage probiert. So ehrlich sollte ich mir gegenüber schon sein, es nicht einfach ausblenden. Nur war ich nicht erfolgreich, aus oben genannten Gründen. Es war wie diese Self-Fulfilling Prophecy – ich wusste, dass ich wenig Chancen hatte, in ein renommiertes Verlagsprogramm aufgenommen zu werden. So war es dann auch und ich habe mich mit Verlagen eingelassen, von denen ich nicht viel hielt. Auch hier die sich selbst erfüllende Prophezeiung. Der geschäftliche Erfolg war mäßig bis gar nicht vorhanden. Wozu also sollte ich diesen Weg weiterverfolgen? Nur um die spärlichen Tantiemen auch noch teilen zu müssen obwohl die Inszenierungsanbahnung ohnehin über mich gelaufen war? Nein. Liegen die Werke bei einem renommierten Verlag, hat man als Autorin (noch) einen anderen Status unter Kolleg*innen.

Aber brauche ich das?

Schlecht wäre es jedenfalls nicht.
Soll ich mich doch etwas mehr um die Aufnahme bei einem großen Verlag bemühen?
Vielleicht.
Um eine von Vielen zu sein? Um mein Ansehen zu boostern?
Himmel ist das alles schwierig.
Als Johan B. vor 250 Jahren mit seinen Kompositionen begann, gab es noch nicht so viele Mitbewerber. Gut, natürlich Haydn, Mozart und so weiter – aber verglichen mit heute?
Das ist im Theater und in der Literatur ähnlich. In der Bildenden Kunst kenn ich mich nicht so aus, aber doch ja, da gab es die großen Meister und viele, viele Schüler und Gesellen – wohl ein anderes Szenario.

Unser größter Theaterverlag im Land hat sage und schreibe 953 Autor*innen unter Vertrag und heftet sich laut Selbstbeschreibung die Förderung und Entdeckung zeitgenössischer Schriftsteller*innen an den Buchdeckel. Rechnet man im Durchschnitt pro Autorennamen, sagen wir einmal, zehn Titel, dann vertritt der Verlag 9.530 Stücke. Wahrscheinlich sind es sogar noch mehr. Wie soll die

Bewerbung da für das einzelne Stück aussehen? Selbstverständlich gibt es eine professionelle Stückesuchfunktion, Newsletter, Katalog, pu-pa-päh – und natürlich finden Dramaturg*innen da bestimmt jede Menge Lesefutter, müssen nicht in mühsamer Kleinarbeit nach Neuem suchen. Da hat schon jemand eine Vorauswahl für sie getroffen, da ist schon die Spreu vom Guten getrennt, ein Filter über das Gesamtangebot gelegt worden. Nur: entsorgt der bereits erwähnte Mechanismus wirklich nur die Spreu? Ist da nicht auch viel Interessantes dabei, das vielleicht – zumindest für den Verlag – schwer verkäuflich ist, aber trotzdem das bedient, was Kunst eigentlich macht: Sperriges, Unbequemes, Nonkonformes ans Licht holen. Eine Studienkollegin hat zwei ihrer Stücke da verlegt und wartet seit elf Jahren auf die Uraufführung.
Schaut Erfolg so aus?
Ist das erstrebenswert?
Es muss nicht bei jedem so lange dauern. Vielleicht wäre gerade ich die Ausnahme? Scherz.

Ich habe mittlerweile 25 meiner Stücke selbst inszeniert, 14 wurden von anderen Theatervereinen uraufgeführt,

viele wurden mehrmals auf die Bühne gebracht. Keine schlechte Bilanz.
Trotzdem habe ich den Eindruck, dass ich mit jedem neuen Stück wieder bei null beginne. So ein Selbstläufer wäre schön, einer der einfach angefragt wird, immer irgendwo auf der Welt eine Premiere feiern kann und die anderen Stücke mitzieht.
Träumen darf man.
Manchem Kollegen ist das auch schon geglückt. Und bei näherer Betrachtung sind die Stücke gut, aber dennoch nicht einzigartig. Waren sie nur zur rechten Zeit am rechten Ort? Hatten sie die besseren Kontakte? Wie haben sie es angestellt?
Müßig darüber nachzudenken. Es gibt kein Muster, das ich nachzeichnen sollte. Ich geh meinen Weg. Meinen stillen, kurvigen, etwas schlecht ausgeleuchteten Weg. Wie heißt es so schön: Auch steinige Wege führen an schöne Orte. Ich liebe Kalendersprüche wie diesen. Auch schön: Legt man dir Steine vor die Füße, baue einen Weg daraus.

Die Berger ruft zurück! Na also!

Wieder nichts. Kein Interesse. Zumindest nicht aktuell. Das Programm für das kommende Jahr steht bereits. Vielleicht übernächstes Jahr.

Soll ich wirklich so lange warten? Die Option auf die Uraufführung soll ich garantieren. Ich weiß nicht recht. Soll ich warten, bis jemand anders auf dieselbe Idee kommt und auch eine Johan B. Biografie schreibt und mich ausbootet?

Muss ich dieses Mega-Stück tatsächlich selbst uraufführen? Damit die Idee für andere Schriftsteller „verbrannt" ist, damit das Stück einmal auf der Bühne war, damit es fertig ist.

Ist das Scheitern?

Scheitern auf hohem Niveau.

Es fühlt sich so an.

Warum will niemand mein Stück?

Halt. Stopp.

So ist es auch wieder nicht. Du hast gerade erst einmal zwei Personen gefragt. Setz sich hin, verfasse ein Angebotsschreiben und schicke es an deine Theateradressaten! Erst wenn darauf niemand positiv antwortet – negativ zählt in diesem Fall nicht, Stillschweigen auch nicht, das wohl

zur Mehrheit zählen wird – erst dann kannst du von Scheitern sprechen.
Und überhaupt, jetzt mal ganz ehrlich: Eigentlich willst du dein Baby doch selbst inszenieren. Das erste Mal soll es haargenau so in Szene gehen, wie du es dir gedacht hast. Das ist kein Scheitern, kein Misserfolg, kein Versagen sondern schlichtweg eine Notwendigkeit! Oder bist du bequem geworden? Willst du dein Neugeborenes einfach so in einer Theater-Babyklappe entsorgen. Sollen sich doch andere um sein Wohlergehen kümmern, ihm das Laufen beibringen, seine ersten Worte beklatschen!

Ach, jetzt spinn hier nicht herum. Wenn ein anderes Theater den Johan uraufführt gibt es Tantiemen, Aufmerksamkeit, die nicht du selbst anleiern musst – das ist es doch, was dich quält, gib es zu!

Besetzung – ok, die hattest du eigentlich schon beim Schreiben im Kopf, das zählt also nicht als Extraaufwand – Finanzierung, Mieten von Probenlokal bis Theaterspielraum, Kostüme, Requisiten, Bühnenbild, Pressearbeit, Bewerbung, Verwaltung aller Anmeldungen, Honorare, Überlegung zum Premierenbuffet, persönliche

Einladungen, … es ist so viel Arbeit! Ja, ich wäre glücklich, würde mir das alles jemand abnehmen; dann würde ich die Regiearbeit mit Handkuss sehr gerne übernehmen.

Würde…

Hätte…

Wäre…

Anstrengend!

Klartext: Such ein Theater für den Johan.

Jetzt!

Los!

Hau in die Tasten und rühre die Werbetrommel für dein angeblich so megacooles Jüngstes.

Prost.

Bevor ich das mache, lese ich es lieber noch einmal durch. Morgen. Oder übermorgen, weil morgen… keine Ahnung, was ich vorhabe. Freitags. Aber ein bisschen zeitlicher Abstand ist wahrscheinlich nicht das Schlechteste. Hat sich immer schon bewährt.

Ein Achterl genehmige ich mir jetzt noch, dann ist die Flasche leer. Zahlt sich ja nicht aus, den Schluck noch aufzuheben. Ups … war doch noch mehr drin, als im Glas Platz hat.

Himmel! Niemand wird mein Stück haben wollen. Wenn ich alle meine Kontakte anschreibe und sich darauf keiner meldet oder es Absagen hagelt, dann hab ich dazu auch noch die Gewissheit, dass es nichts taugt. Besser ich schreibe gleich niemanden an. Ich weiß ja ohnehin, dass es so enden wird. Wozu also der ganze Aufwand?

Eine gescheiterte Existenz. Ich bin eine gescheiterte Existenz. Ich habe es fertiggebracht 123 Theaterstücke, sieben Romane und einen Stapel an Kurzprosa zu verfassen ohne einen sichtbaren Beweis der anerkannten Qualität damit zu erreichen.
Keine Preise – weil ich prinzipiell nicht an Wettbewerben teilnehme.
Keine renommierten Vertriebskanäle, die beweisen würden, dass meine Leistungen marktgerecht beurteilt wurden.
Was soll da noch kommen?
Kommt da noch etwas?
Ich bin jetzt bald 50.
Gut, viele erfolgreiche Künstler starteten erst mit diesem Alter durch. Künstlerinnen weniger. Denn ab 40 wirst du als Frau von der männerdominierten Kunstszene ja nicht

mehr wahrgenommen und davor strampeln sich die meisten mit der Versorgung der Familie ab – wie ich übrigens auch – und frönen ihrer Kunst, wenn sie Glück haben, am Küchentisch. Erst ganz langsam erkämpfen sie sich ein eigenes Atelier, ein Arbeitszimmer. Abendliches Netzwerken ist dann die nächste Hürde, wenn Kinder da sind. Es ist ungerecht. Schön wäre es, wenn das einfach subjektives Gejammer wäre – aber nein, das ist mittlerweile alles durch mehrere Studien und international bewiesen und zeigt sich auch direkt in der Kulturszene: Frauen sind in der Minderzahl. Nicht, weil sie die schlechteren Kunstproduzentinnen sind, sondern weil die Rahmenbedingungen sie abdrängen.
In den letzten Jahren ist in diese Problematik ein wenig Bewegung gekommen. Was nicht heißt, dass nicht immer noch jüngere Frauen lieber vermarktet werden. Ein junges Gesicht bekommt eben mehr Aufmerksamkeit als ein altes – bei Frauen.

Aber für eines bin ich noch zu jung: zum Sterben. Würde ich nun, mit n o c h 49 Jahren sterben, wäre ich jung gestorben. Und es ist schon so: tote Künstler sind die besseren Künstler – auch Künstlerinnen. Tote sind nicht so schwierig. Man muss sie nicht ständig um Erlaubnis für Änderungen fragen. Die Erben haben keine Ahnung und wer sich um Werke verstorbener Künstler*innen kümmert ist per se schon quasi eine Person, die Respekt verdient und bekommt. Inklusive Förderung. Dann plötzlich gibt es Beachtung von Kolleg*innen, die zwar zu Lebzeiten die Straßenseite wechselten um dich nicht grüßen zu müssen, aber nach deinem Ableben zu deinem engsten Freundeskreis gehört zu haben scheinen.

Ein Ausweg aus dem Vakuum der Unsichtbarkeit.

Soll ich etwa?

Meinen Abgang inszenieren?

Samt Verfügung, wer meine Werke …

Nein!

Oder doch?

Eigentlich schon verführerisch.

Und wer würde schon um mich trauern?

Nun, die ganze Stadt! Ich würde von einen ewig langen Trauerzug auf meinem letzten Weg begleitet werden. Alles was in unserem kleinen Land Rang und Namen hat, wäre mit versteinertem Gesicht dabei. Es wäre ein Sehen- und Gesehen-werden-Begräbnis:

Politiker*innen, die mir nur eine Minimalförderung zugestanden haben, um mich klein zu halten.
Journalist*innen, die sich weigerten auf der Kulturseite von meiner Arbeit zu berichten, weil sie es nicht ertrugen, dass jemand aus den eigenen Reihen sich ins Künstlertum gewagt hatte, wo sie selbst gerne wären, wenn es nicht das eklatante Risiko der prekären Lebensumstände gäbe.
Kolleg*innen, die ihre feine Nase gerümpft haben, weil ich nicht nur mit professionellen Schauspieler*innen gearbeitet habe, weil ich ...
Nein, was ist das denn jetzt für eine kleinliche Abrechnung. Lass es. Denk groß! Denk weit! Denk ewig.
Nur eine tote Künstlerin ist.
Ein letztes Projekt?
Bist du mutig genug?
Oder bleibst du eine Blindgängerin?

Die Flasche ist jedenfalls leer. Das Glas auch.
Der Whisky. Nein, der ist ausschließlich zum Feiern, nicht zum Trauern.

Das Projekt mit Abstand betrachten, einmal drüber schlafen? Wahrscheinlich ist das gut. Und dann mit neuer

Energie und Volldampf voraus: In den Himmel der Literat*innen.

Endlich Erfolg – Los!

Morgen ist Freitag. Netzwerktag.

Und es kommt ein neuer Donnerstag.

Ich muss schlafen.

Am besten bis Montag.

***

9 Polly Paradise

Ich kenn die Männer! Das können Sie mir glauben. Ich war schon vier Mal verheiratet und unzählige Male ohne Trauschein liiert. Und wissen Sie was: Ich liebe sie immer noch, die Männer. Obwohl ... Man muss sie lieben, sonst bleibt man irgendwie auf der Strecke. Immer noch. Nun gut oder schlecht: I c h mag Männer! Auch nach der vierten Ehe!

Ich schau nicht so alt aus, denken Sie? Sie rechnen jetzt nach, wie lange die einzelnen Beziehungen wohl gedauert haben könnten. Nicht so lange, nein. – Leider. Ich wäre gern länger glücklich gewesen!

An mir lag es nicht. Und wenn es tausend Mal heißt: Es sind immer beide schuld, wenn eine Beziehung nicht klappt. Nein. Ich habe mich wirklich damit beschäftigt. Mit der Schuldfrage. Ich kann also guten Gewissens und vom Grunde meines Herzens – aus dem ich keine Mördergrube machen lasse – sagen: Es waren die Männer schuld, dass die Beziehungen nie länger als maximal bis zum verflixten siebten Jahr gehalten haben.

Ja.

Ich weiß.

Heutzutage ist angeblich schon das fünfte Jahr das verflixte. Verflixt schnelllebige Zeit. Aber das ist ja eigentlich nur verflixte Haarspalterei. Was am Ende zählt, ist das Ergebnis.
Und das war jedes Mal niederschmetternd! Ja! Ich war wirklich bei jedem einzelnen Mal am Boden zerstört, nie-der-geschmettert eben.
Aber wie heißt es so schön? Aus jeder Krise geht die starke Frau gestählt hervor.
Kein Wunder, dass der letzte Ex gemeint hat, ich hab ein Herz aus Stahl. Egal!
Wie ich zu v i e r Männern gekommen bin? Aber, aber! Das könnte ich Sie jetzt auch fragen. Ist doch egal ob einer oder vier oder gar acht! Es zeugt einfach vom Glauben an das Gute, an die Liebe; an die Erfüllung der Sehnsucht nach Zweisamkeit, nach der zweiten Hälfte, die einen ergänzt, nach Verständnis, nach... nach gemeinsam einen Film anschauen ... über die zerquetschte Zahnpastatube streiten. Auch der Wunsch nach gemeinsamen Zielen: Kind-Haus-Hund-Baum – oder so. Das Verlangen danach, der 2. Schuh eines Paares zu sein oder auch der 1. Schuh. Sie verstehen?

Also wenn ich vorher gewusst hätte, was dann kam, hätte ich natürlich nicht heiraten müssen. Aber ganz ehrlich: ich finde es wunderbar sagen zu können *"ich bin verheiratet"* oder *"darf ich vorstellen: mein Mann"*. Es gibt doch nichts Unwürdigeres als mit 30+ noch sagen zu müssen *"das ist mein F r e u n d"*.
"Lebensgefährte" klingt eher nach Haustier – mein Gefährte durch dick und dünn.
Mein "Lebensabschnittspartner" – was den Kern der Sache ja wohl trifft – ist ein unglaublich schwacher Begriff; als ob man den eigenen Gefühlen nicht ganz über den Weg traut. Nein, mit einem Lebensabschnittsgefährten kann man nichts falsch machen. Wenn der entsprechende Lebensabschnitt abgeschlossen ist, schwupps, braucht man/frau auch einen neuen Abschnittspartner/eine neue Abschnittspartnerin, der/die dann wiederum nur für eine bestimmte Zeit brauchbar ist. Das klingt für mich wie das Pendant zum Ablaufdatum bei der Milch. Abgelaufen. Weggeschmissen. Neue kaufen. Alles paletti.

Ich habe also geheiratet. Vier Mal. Immer im Glauben, dass diese Herzensverbindung für die Ewigkeit ist. Ich habe mich geirrt.

Aber: ich habe auch gelebt! Geliebt! Und wie!

Mein Erster war die klassische Sandkastenliebe. Mit 18 – wir waren im selben Alter – haben wir geheiratet. Wir dachten damals beide wir würden für immer zusammenbleiben. "Für immer" ist aber offenbar für jeden ein anders definierter Zeitraum. Er war ein richtiger Luftikus, hat das Leben an sich und die Liebe im Speziellen leichtgenommen. Wie ein Windstoß war er da und auch schon wieder weg – so hat sich unsere Beziehung angefühlt. Und dann hat er sich nach sieben (!) Jahren eine um sieben Jahre Jüngere angelacht. So kam ich mir mit 25 schon ziemlich alt vor. Unglaublich, nicht? – Er hat das dann noch einmal wiederholt. 18 war für ihn offensichtlich ein magisches Alter bei Frauen. Na ja. So kann´s gehen. Es war ein höllischer Schmerz, der aber wohl Dank meiner Jugend schnell ausgebrannt war.

Ich habe mich dann irgendwann mit seinem besten Freund getröstet. Schon da zeigte sich meine Vorliebe für "klassische Verhältnisse". Er war da und er kam gerade zur rechten Zeit! Nun ja. Jedenfalls war ich relativ rasch getröstet, der Freund wurde seiner Aufgabe enthoben und so suchte ich mir eine neue Herausforderung.

Ben! Benjamin. Er machte zwar seinem Namen alle Ehre: Er war keine 1,75 groß, aber: er war charmant. Hartnäckig. Geerdet. Er war es auch, der mir diesen Ficus hier geschenkt hat, obwohl er wusste, dass ich keinen grünen Daumen hatte.

Eigentlich wollte ich immer einen Mann, der mindestens 1,85 misst. Aber er ließ nicht locker, umwarb mich mit Blumen, Essenseinladungen, Champagner, Kinobesuchen und was weiß ich noch alles - irgendwann sah ich die fehlende Körperlänge nicht mehr. Was sind schon zehn Zentimeter mehr oder weniger? Und an der entscheidenden Stelle gab es ohnehin nichts zu vermissen, Sie wissen schon. Er war gebildet. Der perfekte Begleiter für Theater- und sogar Opernabende. Lesungen. Leider konnte er nicht tanzen. Aber dafür verdiente er sehr, sehr, sehr, sehr gut. Und das war dann der am Ende Ausschlag gebende Punkt beim romantischen Heiratsantrag auf der Burg Sonnenstein *"JA"* zu sagen. Wir waren circa sechs Jahre glücklich. Überaus glücklich. Ben war ein Schatz in jeder Hinsicht. Wenn ich wirklich ein Haar in dieser Ehesuppe finden wollte, müsste ich sagen: Leider konnte ich bei unseren vielen Unternehmungen nie meine geliebten Louboutins anziehen. Ich wäre glatt einen ganzen Kopf größer gewesen als er. Ja, ich weiß, es gibt diese Paare, die damit in der Öffentlichkeit sogar Glamourpunkte sammeln: Bernie Ecclestone zum Beispiel mit seiner jungen Frau. Aber ich wollte doch einen Herkules an meiner Seite. Ist einfach so. Ben konnte auch damit umgehen, nur i c h nicht. Ich wäre an seiner Seite im Boden versunken, hätte ich ihn um mehr als Haupteslänge überragt. So konnte ich sie lediglich für intime Stunden ... nun ja.

Das gehört nicht hierher. Obwohl genau bei solch einer Gelegenheit ließ er mich dann einfach sitzen. Sein Herz. Zack und aus. Ein wahrscheinlich schöner Tod für ihn, für mich ein harter Schlag. Ben war meine wirklich große Liebe. Obwohl ich erst auf – sagen wir einmal – den vierten Blick Feuer fing. Aus heutiger Sicht weiß ich, dass er wirklich eine männliche Ausnahmeerscheinung war. Nie wieder hatte ich mit einem Mann so viel Spaß. Nicht was Sie jetzt denken, sondern ganz einfach unschuldigen Spaß: wir lachten über die gleichen Politiker, mochten die gleichen Witze und liebten die lustigen Filme mit Louis de Funes. Tja. Alles Geschichte. Nach Bens Tod brauchte ich eine Weile um mich wieder zu sammeln.

Ich ließ mich richtig, aber so richtig gehen: Kein Friseurbesuch; kaum, dass ich aus dem Jogger kam. Ich vergrub mich in meine Kochbücher. Das war das Einzige, was damals zählte. Und so entdeckte ich die Wirkkraft der Kräuter; der Pflanzen überhaupt. Das Interesse daran hat auch Ben in mir geweckt und es war mir eine Möglichkeit ihm weiterhin nahe sein. Eine Destille war schnell angeschafft und meine Küche wurde zur Hexenwerkstatt. Destillate, Hydrolate, Mazerate – ätherische Öle reicherten die Luft meiner Wohnung und jeden Winkel meiner Seele an. Beruhigend, anregend, heilend und schließlich: aphrodisierend. Letzteres bringt nicht viel wenn man alleine lebt. Ich glaube, ich war ein ganzes Jahr Single. So richtig Single – keine "one night stands", kein Strohfeuer, nichts. Das ist lange für mich.

Wissen Sie, Männer umschwärmen mich ja wie Motten das Licht. Ich habe einfach das gewisse Etwas. Das sagen mir viele. Also glaube ich es mittlerweile. Nach Ben kam dann Hubert. Wie sein Name es auch schon verrät, war er sehr bodenständig. Absolutes Kontrastprogramm zu Bens Feinsinnigkeit.

Ich dachte, das sei besser so, denn sonst hätte der Neue keine Chance gegen seinen Vorgänger gehabt. Hubert war in seiner Art unvergleichlich und unvergleichbar. Stille Wasser sind tief, dachte ich mir zuversichtlich.

Groß war er. Stattlich, hätte meine Mutter ihn genannt. Und kernig. So richtig Muskelpaket. Beeindruckend.

Da fühlt man sich als Frau allein durch die Erscheinung an sich schon beschützt. Da sieht man allerdings wieder, wie der Schein trügen kann. Weil, bei Hubert war der Beschützerinstinkt geradezu negativ ausgeprägt. E r musste von m i r verteidigt werden. In Gesellschaft zum Beispiel. Dazu muss ich vielleicht erklären: Er hatte einfach nicht Bens Kinderstube. Hubert war einfach gestrickt. Ganz einfach. Dass die Liebe bei ihm hauptsächlich durch den Magen ging war ja noch tolerabel. Dass er sich aber ausschließlich auf dem heimischen Sofa vor dem Fernseher wohl zu fühlen schien war ein Umstand, der mich mehr und mehr zu stören begann.

Im Klartext hieß das nämlich: Wollte ich ausgehen – und das wollte ich selbstverständlich – dann musste ich das alleine tun. Und was passiert, wenn eine Frau ganz alleine ins Theater, ins Konzert, zur Lesung geht? Genau! Sie lernt einen neuen Mann kennen. Einen, der sehr wohl ausgeht. Einen, mit dem sie sich wieder blendend und auf

entsprechendem Niveau unterhalten kann. Und da war dann eben nicht nur einer.
Und der Hubert sitzt zuhause vor dem Fernseher. Und will gar nicht wissen, was ich erlebt habe. Also auch nicht das, was der ursprüngliche Grund war, das Haus zu verlassen. Das mit den anderen Männern, das wollte ich ihm ja auch gar nicht erzählen. Nein. Ganz stimmt das jetzt nicht. Anfangs dachte ich noch: wenn ich ihm von Joachim, dem Schriftsteller oder Alexander, dem Schauspieler erzähle, dann locke ich ihn ein bisschen aus der Reserve. Aber das war ein Irrtum. Er schaute mich groß an, machte ein trauriges Gesicht, so dass ich wohl ein schlechtes Gewissen bekam. Aber meines Mannes Begleitservice besserte sich damit um keinen Deut. *"Heiliger Valentin, hilf!"* betete ich da manchmal ganz inbrünstig. Aber der hörte schlecht zu der Zeit.
Tja. Das ging ein paar Jahre so. Ein bequemes Arrangement, sozusagen. Bis, ja bis Hubert völlig aus dem Häuschen geriet, weil ihm ein Freund von meinen außerehelichen Aktivitäten erzählte. Interessant fand ich, dass es sehr viel schwerer wog, dass ihm ein Freund von meinen Bekanntschaften erzählte. Als i c h davon sprach, war es nur ein kleines Kümmernis. Vielleicht hat er damals auch

durchschaut, dass ich seine Eifersucht kitzeln wollte. Aber wenn dann ein Freund von den Hörnern weiß, das geht natürlich nicht. Oh Schande! Er wollte die Scheidung. Ich nicht. Es ging schließlich um mein wirtschaftliches Überleben. Und davon wäre keine Rede mehr gewesen, hätte ich keinen Zugriff mehr auf seine Konten gehabt. Also becircte ich ihn. Das war nicht weiter schwer. Hubert liebte Massagen. Er hatte immer fürchterlich schmerzhafte Rückenprobleme. Vielleicht wollte er deshalb auch nur mehr auf der Couch herumgammeln. Egal. Jedenfalls braute ich eigens für Hubert ein hochwirksames Massageöl. Aus Mandelöl und Alaun. Jeden Abend und jeden Morgen verpasste ich ihm eine mindestens halbstündige Massage mit allem Drum und Dran. Ja. Er glaubte schon an Versöhnung, als er eines Morgens keine Behandlung mehr brauchte. Kalt lag er auf dem Sofa. Tot. Der Arzt stellte eine hochgradige Aluminiumvergiftung fest. Die Polizei ermittelte – auch gegen mich. Aber niemand konnte feststellen, woher der hohe Aluminiumgehalt herkam. Es war eine schreckliche Zeit bis der Fall unter "Unerklärliche Vergiftung" abgelegt wurde. Ich bekam nun sogar eine Witwenrente und Huberts Lebensversicherung, von der ich gar keine Ahnung gehabt hatte.

Ich hätte ja nicht gedacht, dass es wirklich so schnell gehen würde. Alaun ist die kristalline Verbindung von Kaliumsulfat und Aluminium. Es wird häufig in der Kosmetik und Pharmaindustrie verwendet, weil es blutstillend und Gefäß zusammenziehend wirkt. In Huberts Fall verklumpte das Blut und ... naja. Er hat die letzte Zeit seiner, ich meine *unserer* Ehe wirklich sehr genossen und: er hat nicht leiden müssen.
Was lag also näher, als mein Leben einfach weiter zu leben. Nur eben ohne Hubert vor dem Fernseher. Gott sei Dank hatten wir keine Kinder. Dann wäre sicher vieles anders gekommen.

Irgendwann habe ich dann Paul geheiratet. Das war eine ziemlich spontane Idee: Wir entschlossen uns kurzfristig für eine Reise nach Paris. Um meinen 50. Geburtstag zu feiern. In der Stadt der Liebe. Unsere Pässe reichten dort völlig als Legitimation um zu heiraten. Das ging ratz-fatz unbürokratisch, Trauzeuge *(das war damals noch nötig)* war das Brautpaar, das vor uns geheiratet hatte. So einfach. So lustig. So viel Schampus. Eine Jux-Ehe. Ich fühlte mich so jung wie schon lange nicht mehr. Paul war wie ein Sonnenaufgang. Hell. Überraschend. Faszinierend. Impulsiv.

Spontan und voller Ideen. Zum ersten Mal hatte ich einen Mann an meiner Seite der gerne tanzte. Wie ein Gott tanzte. Und nicht nur so Wange an Wange zu romantischer Musik herumschlurfen. Sondern Walzer, Salsa, Tango, Boogie, Rock ´n Roll, alles. Wir gingen zum gemeinsamen Tanztraining. Wir machten eine Ausbildung für Turniertanz. Wir waren ständig auf Reisen. Es war herrlich. Ich hatte Glück. Zumindest sieben Monate lang – schon wieder diese verflixte Sieben! Was passiert ist? Das ist eine verrückte Geschichte. Passen Sie auf:

Ich, ganz liebende Ehefrau, raffte mich dazu auf Pauls drei Anzüge und meine Ballkleider in die Wäscherei zu bringen. Es war mein erstes Mal! An der Annahmestelle kontrollierte die Dame dort alle Taschen. Und was glauben Sie, was sie alles aus den Sakko-Taschen hervorzauberte? Neben unschuldigen U-Bahn-Fahrscheinen, einem Kugelschreiber, diversen uninteressanten Visitenkarten förderte die Frau sage und schreibe drei Handys zu Tage. Ich muss vielleicht erklären, dass "Neugier" mein zweiter Vorname ist. Ich nahm die Handys an mich und setzte mich damit ins nächste Kaffeehaus. Alle drei waren bei noch aktivem Akku eingeschaltet. Ein Glück. Oder eigentlich Pech. Denn es gab auf allen Geräten WhatsAPP-Nachrichten.

Von Frauen. Ausnahmslos von Frauen. Mehreren verschiedenen Frauen. Sehr eindeutige Nachrichten. Mit *"Schatz"* und *"Bärchen"* Anrede. Und *"Paulchen-Panther, lass uns mal wieder gemeinsam wild sein"* und so einen Scheiß. Oder: *"Ich liebe es wenn du den wilden Tiger spielst, mein Schmuse-Pauli"*. Mehr hab ich nicht gebraucht. Das war´s mit "Pauli-Paulchen", dem zeig ich wie die Tanzmaus boxt! *„Dem beiß ich das schweinische Schwänzlein ab"*, dachte ich im ersten Zorn. Und an mein Massageöl. Daran dachte ich auch. Wozu es dann doch nicht kam – aber nur, weil er die Flucht angetreten hatte. In Windeseile. Auch gut. Man soll sich ja nicht wiederholen.

Was zurück blieb war der Stachel, den mir ein anderes APP auf Paulchens Handy ins Fleisch gestochen hatte: Eine Datingplattform. "Love"- Irgendwas.

Ich meldete mich an. Nic-Name: *Polly Paradise*. Meine Erwartungen waren groß. Aber schnell merkte ich: Das ist alles viel mühsamer als ich es mir vorgestellt hatte. Was da an Chat-Angeboten kommt, geht kaum über ein *"Hallo, wie geht es dir?"* oder ein *"Tolle Pics, würde dich gerne kennenlernen"* hinaus. Kreativität? Phantasie? Feilen an

einem USP – einer Unique Selling Proposition? Einem Alleinstellungsmerkmal. Marketingtechnische Fehlanzeige! Sich verbal geheimnisvoll, interessant oder gar attraktiv darstellen? Wozu das denn? Da ging alles frei nach dem Motto: Ich bin Ich und spring mich an! - Oder haben Sie andere Erfahrungen? Dann hatten Sie Glück!
Nach einigen erfolglosen und richtig entnervenden zeitraubenden Enttäuschungsdates entdeckte ich endlich die "Blind-Wedding" Seite. Da war ich dann richtig. Das war genau, wonach ich, Polly Paradise gesucht hatte. Kein Suchen nach Zweit-Seitensprung und Dritt-Vögel-Partner. Sondern ganz klar: Ich suche jemanden zum Heiraten!

Und heute bin ich hier und suche die passenden Schuhe zu meinem Hochzeitskleid, denke über mein Liebesleben nach und hab Angst. Eine Scheiß-Angst hab ich. „Blind Date for Wedding“.
Haben Sie schon einmal? Also ein ganz normales Blind Date ist ja schon aufregend. Aber da hat man ja immerhin noch die Möglichkeit sich einfach dünn zu machen, wenn das Gegenüber nicht passt.
Also wir haben jetzt über einige Wochen eine Online-Beziehung. Eine intensive Online-Beziehung! Der Anton und

ich. Das passt. Das passt wirklich, wirklich gut. Wir haben jede Menge zu plaudern. Er liest gern. Ich habe noch nie einen Mann getroffen, der gerne liest, was ich lese. Nordische Krimis, italienische Krimis, Gegenwartsliteratur. Schon ein bisschen komisch. Aber auch schön.
Die Frage ist nur in wie weit er ehrlich ist.

Sind Sie immer ehrlich? – Online meine ich. Das ist schon verführerisch. Oder nicht? Also ich kann da kaum widerstehen.
Natürlich habe ich ein photogeshopptes Profilbild, soll ich etwa wirklich aussehen wie 50+? Gleich beim ersten Eindruck? Eben! Charmeverbrämte persönliche Merkmale und Eigenschaften sind quasi Pflicht – warum sollte man sich auch selbst in ein schlechtes Licht stellen? Nein, mit Eitelkeit oder prahlen hat das nichts zu tun. Das ist heute so üblich! Jede und Jeder weiß, dass da nicht alles zu 100 Prozent stimmt. Wenn ich also bei den beinharten Fakten bliebe, hieße das, dass alle mich schlechter einstufen als ich wirklich bin, weil sie den angenommenen geschönten Teil automatisch abziehen würden. Das ist wie beim Abverkauf. Das kennen Sie sicher. Bei den guten Teilen setzt der Händler den ursprünglichen Preis zuerst so weit

hinauf, dass er dann trotz 70 Prozent Rabatt den Normalpreis plus einen kleinen Bonus obendrauf kassieren kann. Nach meinen Vier-Elemente-Männern – dem windigen, Verzeihung, luftigen ersten Mann, dem geerdeten Ben, dem Stille-Wasser-Hubert und dem feurigen Paul – was sollte da noch kommen? Gibt es ein fünftes Element? Ich googelte und siehe da, gibt es! Die Spiritualität. Und schon wusste ich, ich bin auf dem richtigen Weg, dem virtuellen – spirituell, virtuell: da kann man schon Gemeinsamkeiten finden.

Ich bin schon so neugierig auf Anton. Auf dem Profilfoto: topp Typ! Kantiges Gesicht, tiefblaue Augen mit tiefgründigem Touch, volles dunkles Haar, sensibler Mund – einfach fesch. Wir werden ein Aufsehen erregendes Paar sein. Ein Bilderbuch-Paar, wie man so schön sagt. Wenn alles klappt. Seine anderen Hobbys klingen auch viel versprechend: Reisen und Golfen. – Ich wollte immer schon einmal ausprobieren, wie es sich auf einem Golfplatz Spazieren gehen lässt.

Das muss ein unglaublich cooles Gefühl sein, wenn einem der – wie heißt der, der die Golftasche dem Spieler hinterher schleppt? – egal, Sie wissen wen ich meine. Ich weiß, dass ich da sofort "rote Teppich"-Gefühle bekommen werde. Anton weiß nicht, dass ich keine Ahnung von Golf habe. Manche Dinge bespricht man besser nicht online. Und nach unserer Hochzeit haben wir dann noch genügend Zeit um uns upzudaten. Wenn alles gut geht. Aber man muss positiv denken, sonst zieht man das Negative förmlich an. Und wer will das schon. Mit 50+.

Warum ich mich um Himmels Willen auf ein Blind Wedding einlasse? Was glauben Sie? – Weil ich denke, schlimmer als gehabt, kann es nicht mehr werden? Weil man als Ü50 auf dem freien Markt keine Chance mehr hat? Ja. Eh. Aber wirklich geschnackelt hat es, als ich mir am Valentinstag selbst ein gewisses Vergnügen bereitet habe – nicht dass ich das vorher noch nie getan hätte – aber am Valentinstag? Da kam mir so richtig zu Bewusstsein, dass ich nicht wirklich freiwillig allein im Bett lag. Beziehungsweise unter der Dusche stand. Aber das wird sie nicht interessieren, wo... Jedenfalls schwang ich mich, sobald ich wieder trocken war, hinter den Computer und loggte mich ein. Zum ersten Mal mit wirklich ernsten Absichten, nicht einfach nur so zum Plaudern und Spaß haben und überlegen "was wäre wenn". Sondern wirklich vollen Ernstes. Man will schließlich wieder heiraten. Ich will heiraten.

Alles andere ist halbherziges Lirum-larum-tütü. Ich setzte sogar Geld ein und wurde Premium-Mitglied!
Was Sie vielleicht nicht wissen – es gab tatsächlich ein paar Hürden. Fragebögen über Fragebögen. Lebensmotto. Gut. *"Machen, nicht reden!"* Hobbys. Eh klar. Lesen, Tanzen, Reisen, Theater, Kunst und Kultur überhaupt, Kochen, Essen, mit Destillaten experimentieren, Goldmünzen sammeln – ja, im Ernst, das ist mein neuestes Steckenpferd.
Sie glauben gar nicht, was es für schöne Münzen gibt! Und außerdem ist es eine schöne Geldanlage. Nicht, dass ich so viel Geld zum Anlegen hätte, aber ich freue mich über jedes neue Stück. Ein befreundeter Goldschmied macht dann einen kleinen Ring dran, damit ich mich mit meinen Münzen auch schmücken kann.

Wie wohne ich? Nun ja. Schön! Mischung modernes Design und ein bisschen Art Deco. Ein bisschen Kunst an der Wand. Ja. Und so weiter und so fort.

Dann kam es. Sexuelle Vorlieben? Ja Himmel! Diese Informationen will ich eigentlich nicht ins Universum des www blasen. Ich schrieb: *„Das geht nur meine*

Sexualpartner und mich etwas an!" Konfliktmanagement? Ja, wirklich dieses Wort! Nicht, wie gehen Sie mit Konflikten um oder geben Sie auf einer Skala von 1 bis 10 an wie streitbar Sie sind oder so etwas in der Art. Konfliktmanagement! Ich schrieb also: Ausgewogen. Was auch immer darunter zu verstehen ist. Das war es dann aufs Erste.

Keine 15 Minuten später hatte ich schon die Antwort von sechs interessierten Kandidaten. Das ging dann per Chat so hin und her – ganz klassisch. Keine wirklichen Highlights. Und dann kam Anton ins Spiel. Der ging ran. Der hatte so wie ich keine Lust auf: ewig von der Ferne winken. Innerhalb von zwei Wochen: zack, bäng – Hochzeitstermin! - Und heute ist es soweit.

Ich bin so aufgeregt, wie überhaupt noch vor keiner anderen Hochzeit. Anton sieht super aus. Er ist angeblich ein leidenschaftlicher Tänzer. Beruf? Weiß ich überhaupt nicht! Aber so gewählt wie er sich ausdrückt, muss er zumindest ganz gut situiert sein. Galant ist er! Der kann vielleicht Komplimente machen! Hui. Nein, das will ich hier nicht in der Öffentlichkeit. Nein. Das ist wirklich privat. Also gut. Weil Sie s o neugierig schauen: Er sagte ... Nein,

ich kann nicht. Nein, er sagte nicht: „*Ich kann nicht.*“ I c h sage, ich kann nicht. Sie wollen es wirklich hören?
Na ja. Wir sind hier ja alle erwachsen. Er sagte: Er kann sich aufgrund meines Profilbildes vorstellen, wie gut ich rieche! Das ist doch einmal einfallsreich! Ich r i e c h e gut. Und Sie wissen wie wichtig es ist, dass man sich in einer Beziehung gut riechen kann, ja?
So. Jetzt muss ich aber los.
Oh. Das Telefon!
„Polly! Ja?... In einer Stunde ist unser Termin, ja.... Ja, am Standesamt... Ich bin in circa 15 Minuten da... Ich... Was soll das heißen? ... Das muss ein Irrtum sein! ... Wir heiraten ja auch erst in einer Stunde ... Sind Sie sicher? ... Ich brauche nicht ... Die Hochzeit ist... abgesagt? ... Nein! I c h habe die Hochzeit n i c h t abgesagt! ... Herr Anton Keck hat?... Ja, ich bin Apollonia Eden... Gut. Ich komme nicht...“
Das glaube ich jetzt nicht. Das ist doch ein schlechter Scherz? Oder? Kommt jetzt gleich das Team von der "versteckten Kamera"?

Haben Sie etwas damit zu tun? Können Sie mich nicht leiden und haben gedacht, der werde ich zeigen ... Blind

Wedding funktioniert nicht! Darf nicht funktionieren. Wo kämen wir denn da hin, wenn man eine Frau zum Heiraten nicht mehr auf dem herkömmlichen Weg kennenlernen kann? Glauben Sie, das hätte ich nicht versucht? Aber nach vier Ehen und jahrelanger Beziehungsbereitschaft hat man eben alles abgegrast, was im Freundes- und Bekanntenkreis halbwegs akzeptabel scheint! Ja, ich sage absichtlich: scheint. Denn was akzeptabel schien war dann sehr oft bei weitem weniger als das.
Sie haben nichts damit zu tun? Mit meinem geplatzten Blind Wedding?

Und das passiert mir! Ich hätte es wissen müssen. Blind Wedding! So eine Schnapsidee. Wahrscheinlich sind die glücklichen Paare, die sie auf der Plattform abfeiern auch nur "fake". Wahrscheinlich gibt es die gar nicht. Ich verklag die.
Der Anton soll mich kennen lernen! Na warte!

D a s gibt eine gesalzene Beurteilung auf der Plattform. Und nicht nur dort! Was schreib ich da hinein? Aber zuerst ein E-Mail direkt an die Betreiber. Ich schreibe: *„Ich bin maßlos enttäuscht, dass Sie es nicht schaffen Ihre*

Kundinnen vor Heiratsschwindlern zu schützen. Ich verlange, dass Sie Herrn Anton Keck, der ein ebensolcher ist, sofort sperren. Bitte um Kontaktaufnahme zur Klärung dieses Falls! Erbost, Polly Paradise aka Apollonia Eden.“
So. Und zack.
Mal sehen, was von denen kommt. In Antons Profil-Chronik schreib ich auch noch eine Warnung hinein. Und öffentlich mache ich das auch. Nein, ich habe keine Angst mich selber damit bloß zu stellen. Damit rechnen diese Betrüger ja. Dass nichts durchsickert. Aus Scham. Nicht mit mir! Ha! Nicht mit mir!

Und mit bitter enttäuschtem Herzen muss ich schon zugeben, dass ich es fast ein bisschen geahnt habe. Dass aus meiner Hochzeit nichts wird.
Auffallend oft hat sich der Anton nach meinem Job, meinem Haus, meinen Münzen, eventuellen Erben erkundigt. Natürlich hab ich da geflunkert. Und wie!
Zuerst habe ich angegeben wie nur was! Mein Job? Directrice im Handel. Klingt gut, oder? Fast schon wie ein weiblicher Direktor. Dabei dirigiere ich die gerade gelieferte Ware in die Regale. Nun ja. Aber damit geht man eben nicht hausieren. Schon gar nicht, wenn man

jemanden erst mal auf Abstand kennen lernt! Mein Häuschen – my home is my Castle – also habe ich Anton schon zu verstehen gegeben, dass so ein kleines Schloss, nach neuesten Standards renoviert selbstverständlich, das Minimum meines Wohnniveaus darstellt. Und Geld habe ich sowieso mehr als ich ausgeben kann. Was eigentlich umgekehrt ist: ich gebe weitaus mehr aus als ich Geld habe. Aber irgendwann habe ich dann doch die Notbremse gezogen, als sich herausstellte, dass es ernst wird. Schließlich wollte ich da keine negative Überraschung provozieren. Also habe ich meinen Aufgabenbereich als Directrice ganz klar und ehrlich umrissen. My castle schrumpfte zu einer schmucken 70 Quadratmeter Mietwohnung. Und meine Bank, erklärte ich, habe meine sämtlichen Aktien verspekuliert und so blieb die arme Kirchenmaus Polly übrig – gutaussehend, herzlich, häuslich, sexy und heiratswillig. Das mit der Bank musste einfach sein. Ich wollte nicht zugeben, dass ich wirklich alles nur erstunken und erlogen hatte.

Ab diesem Zeitpunkt hat sich unser Verhältnis ein wenig abgekühlt. Nein. Eigentlich war Eiszeit angesagt. Einsilbige Chat-Antworten. Den habe ich regelrecht in die Flucht geschlagen. Was von meiner Seite her als

halbherziger Test gedacht war, entpuppte sich als siegreiches Wappen gegen einen Heiratsschwindler.
Besser so. Der wollte tatsächlich nur meine Marie, nicht mich. – Wie in einem schlechten Film.
Anton trinkt zum Essen gerne Jasmintee. Kam mir gleich sonderbar vor. Möchten Sie einen Mann heiraten, der Jasmintee zum Essen trinkt? Also nein. Ich hab da gleich gemerkt, dass mit dem etwas nicht stimmt. Genau. Das war der Moment in dem ich auch beschloss nicht mehr zu flunkern. Mein Unterbewusstsein reagierte allergisch gegen die Kombination Jasmintee und Mann. Ich hätte wohl schon früher auf mein Bauchgefühl achten sollen. Aber ich war sowas von heiratswutgesteuert!

Was soll´s?
Das Kleid, die Frisur, das neue Parfum, die Schuhe – umsonst? Ach was! Man gönnt sich ja sonst nichts.
Und ich geh heute tanzen.
Mit einem Taxi-Tänzer.
Jawohl. Heute wird gefeiert.
Trotzdem. Oder gerade deshalb – schließlich habe ich mir etwas erspart.

Ich bin zwar jetzt nicht gerade hyperglücklich, aber froh, keinem Betrüger auf den Leim gegangen zu sein. Danke lieber Valentin. Da haben wir beide noch gerade rechtzeitig die Kurve gekratzt.
Ich gebe nicht auf.
Ich will als verheiratete Frau sterben.

Apropos sterben... Langsam komme ich ja doch in ein Alter, in dem die Zukunft kürzer ist als die Vergangenheit. Nicht, dass ich direkt Angst davor hätte, das nicht. Also nicht vor dem Moment des Sterbens. Oder nein. Das ist nicht ganz ehrlich. Wohl ist mir dabei nicht, weil ich es ja nicht selbst beeinflussen kann, außer... Aber so verzweifelt bin ich noch nicht.
Aber wenn man es einfach so laufen lässt? – Einfach so dahin siechen möchte ich nicht. Lieber Zack und Aus! Schade, dass es noch keine Internetplattform gibt, wo man sich das einfach aussucht und dann ... betrogen wird. So würde das dann wahrscheinlich ausgehen.
Aber drum beten? So richtig beten? Um ein würdig schnelles Ende. Angeblich lässt der da oben nicht mit sich verhandeln – ganz anders als seine irdischen Vertreter, aber die? Ich weiß nicht. Das ist nicht meine Welt, die Kirche.

Vielleicht zu einem Schutzheiligen? Wer ist der "Heilige Valentin der Toten"?
Professor Internet weiß das bestimmt. Die Heilige Barbara "arbeitet" für die Sterbenden und auch für die Totengräber. Hm, irgendwie scheint mir die nicht so vertrauenswürdig. Was die alles in ihrer Schutz-Liste hat: gegen Blitz und Feuergefahr, für Bergleute, Architekten, Zimmerleute und, und, und!

Wie bin ich denn jetzt auf diese morbide Schiene gekommen? Ich will doch einfach nur Liebe. Körperlich spürbare Liebe, sich Halten, Schmusen, Kuscheln. – Da kann einfach nur der Heilige Valentin helfen. Das weiß ich!
Meine Freundin Melanie sagte letztens "kauf dir eine Katze. Oder einen Hund. Ein Kaninchen oder irgend so was."
Ist ja kein schlechter Gedanke! Aber...
Meine Mutter meinte einmal, dass der Mann, der meinen Ansprüchen genügen würde wohl erst geboren werden muss. So ein blöder Spruch! BEN war perfekt!
Wenn es wirklich so wäre, dann wäre dieser noch erst zu gebärende Typ – ich will hier jetzt nicht ins Detail gehen – ein ganzes Stück jünger als ich, quasi im Enkelalter. Das

ist keine Option für mich. Ich mag Männer, die wissen was sie wollen, die etwas erreicht haben oder zumindest auf dem Weg dahin sind.
Wie alt wohl der Valentin wäre, wenn er hier unter uns weilen würde? Oder vielleicht tut er das ja auch? Das kann gut möglich sein. Wiedergeburt und so. Warum nicht? Geköpft wurde er von den Henkern des Kaisers Claudius II. Römisches Reich. Am 14. Feber 269. Seine Reliquien sind in 13 Kirchen weltweit untergebracht. Auch im Stephansdom. Und ich hab auch einen Knochensplitter in meinem kleinen Valentinsaltar auf der kommode im Schlafzimmer. Ja, ich bin ein Fan vom Heiligen Valentin. Immer schon gewesen. Es gibt doch nichts Schöneres als die Liebe!

Vielleicht sollte ich mich einfrieren lassen und mich sagen wir mal in 100 Jahren erneut auf die Suche nach Mister Perfekt machen. Nach Valentin? Wahrscheinlich hat er das so geplant. Nach allen irdischen Irrungen und Wirrungen erkennt Polly Paradise, wer der richtige für sie ist: Valentin! Der Bewahrer der jungfräulichen Unschuld und der Helfer zu erfolgreicher Verlobung und Heirat. Er wartet auf mich. So muss es sein.

Kryonik wird immer beliebter! Sich einfrieren lassen. Und warum sollte man das nur aus medizinischen Gründen machen? Vielleicht ist das hier jetzt einfach nicht mein Zeitalter? Nicht meine Welt? Vielleicht passe ich besser ins nächste Jahrhundert? Und Valentin fädelt das dann auf seiner Wolke himmelweiß so ein, dass er so sage und schreibe 10 bis 15 Jahre vor mir wiedergeboren wird. Er wird ein erfolgreicher, gutaussehender, humorvoller, gebildeter, kreativer, liebevoller, alles verstehender, sportlicher, ansehnlicher, sensibler – ein richtiger Amor in Männergestalt. Und zur richtigen Zeit finden wir uns. Und verlieben uns. Und die Balken biegen sich vor lauter Liebe: Und sie werden eingehen ins Himmelreich der Liebe! Polly Paradise und Valentin.

14 Säcke Eis à 7, 2 Kilogramm, flüssiger Stickstoff, eine Kühlkammer, 27.355 Euro und schon ist man einer von fast 3.000 weltweit eingetragenen Kryoniker*innen. Derzeit gibt es in den USA zwei Institute die diese Dienstleistung anbieten. Die Kund*innen kommen aus aller Welt. Hauptsächlich sind es Männer. Wegen irgendwelcher Krankheiten, die heute noch nicht behandelbar sind.

Warum soll es nicht funktionieren? Der Waldfrosch zum Beispiel – der friert jeden Winter ein und taut im Frühling wieder auf, sucht sich sein Weibchen und weiter geht´s.

Valentin! Valentin? Valentin, gib mir ein Zeichen! Gib mir ein Zeichen, dass du auf mich wartest. Dass wir es schaffen, ein gemeinsames Leben zu leben. Irgendwann. Irgendwo. In Liebe. Und dass ich dann sagen kann: *"Darf ich vorstellen: VALENTIN. MEIN MANN!"*

***

Lust auf mehr?

Christina JONKE, Schönes Projekt
Maja Moro privat

Südliches Flair, Liebe und Liebeleien, Frauenpower und freche Sprüche machen den Charme der Geschichte aus.
Die smarte Kommissarin Maja Moro ist diesmal privat unterwegs – und zwar um ihrer Cousine Franka zu helfen, das alte Familienstammhaus vor den Fängen eines gierigen Immobilienentwicklers zu retten. Im Zentrum des Geschehens steht das einzige Bestattungsunternehmen der Insel Cres, wo bei weitem nicht nur der Tod sondern vor allem das pralle Leben zelebriert werden. *(www.buchschmiede.at)*

Christina JONKE, Wem die blaue Stunde schlägt
Maja Moro ermittelt

Der Galerist Lukas Guggendorff wird tot am Rande eines Weinbergs aufgefunden – in unmittelbarer Nähe des Ortes, an dem vor dreißig Jahren auch sein Vater zu Tode gekommen war. Nicht nur die Ermittlungen im undurchsichtigen Umfeld des Kunstmarktes machen der jungen Ermittlerin Maja Moro zu schaffen, auch ihr grundgrantiger Chef Marc Klingenberg ist nicht einfach zu ertragen… *(www.buchschmiede.at)*

Christina JONKE, Die alte Villa am See

Krimi am Wörthersee I

Was hat eine tote Katze in einer Badehütte zu suchen? Und warum ertrinkt ein routinierter Schwimmer im Wörthersee? Haben die beiden Umstände miteinander zu tun oder ist alles nur Zufall? Tonja Stein ist fast schon lachhaft abergläubisch und angehende Krimiautorin. Ihr Schwager Benjamin Groß lässt sich ganz gerne von ihr chauffieren. Sich bestens ergänzend nehmen sie die Spurensuche auf und kommen so mancher Intrige, dem einen und anderen Techtelmechtel und anderen Geheimnissen auf die Spur. *(www.buchschmiede.at)*

Christina Jonke, Sushi-Taxi
Krimi am Wörthersee II

Warum verschwindet eine erfolgreiche Gärtnerin nach einem Unfall auf der Autobahn spurlos? Ein dubioser Sushi-Lieferant, ein seitenspringender Ehemann und ein russischer Oligarch machen die Aufklärung der Umstände nicht gerade einfach. Die Krimiautorin Tonja Stein und ihr Schwager, Kriminalbezirksinspektor Groß ermitteln in den Orten rund um den Wörthersee. *(www.buchschmiede.at)*

Christina JONKE, Letzter Vorhang
Krimi am Wörthersee III

Auch im dritten Krimi am Wörthersee von Christina Jonke ermitteln wieder der Kriminalgruppeninspektor Ben Groß und seine Schwägerin Tonja Stein.
Der Baulöwe Walter Zemmler liegt tot am Fuße der Burgruine Leonstain. Motive und potenzielle Täter gibt es im Ort zahlreiche, denn der Mann kannte nur seinen eigenen Vorteil. Da gibt es die delogierte Theatergruppe, die hintergangene Geliebte, eine übervorteilte Ex und einen enttäuschten besten Freund. Und alle haben etwas zu verbergen. *(www.buchschmiede.at)*

Christina JONKE, Hinter verschlossener Tür
Krimi am Wörthersee IV

Markus Malle ist Steuerberater, aber auch passionierter Kunst- und Frauensammler. Letzteres behagt seiner schönen Frau Helena ganz und gar nicht. Als sie ihn nach einem Schuss tot in der Garage auffindet, die Tatwaffe allerdings nicht, ruft das die Ermittler Ben Groß und Tonia Stein auf den Plan. Verdachtsmomente häufen sich zu einem schwer entwirrbaren Knäuel an Motiven, bei denen Geschäftstüchtigkeit ebenso wie Eifersucht und verletzter Stolz Regie führen. *(www.buchschmiede.at)*

Mehr über die Autorin >>> *www.jonkeonline.at*